W0403244

Titel: Die Die Amazone vom Kollwitzplatz
Autor: F. Hendrick Melle

Mit Tagebuchaufzeichnungen
von Uta Melle.

Verlag: Life Trust
Erste Auflage. 2014

Cover & Satz: Mark Schöningh, MUT communications

Liebe Sibylle, danke fürs Lesen und danke
für Deinen klugen Rotstift.

Coverfoto: Esther Haase

ISBN: 978-3-943478-13-6

F. Hendrick Melle

Die Amazone vom Kollwitzplatz

Von Ohnmacht und Mut.
Eine wahre Liebesgeschichte.

Mit Auszügen
aus dem Brustkrebstagebuch
von Uta Melle.

– Vorwort –

Liebe, Hingabe, Nähe, Treue.
Diese Worte berühren eine tiefe Sehnsucht in uns.
Nach einer Verbindung, die den Körper umarmt, die Seele küsst. Die Ödnis und Stürmen trotzt. Die etwas freilegt, was größer ist als unser kleines Ich.

In den letzten zwei Jahrzehnten habe ich viele Paare in Krisen getroffen, beraten und begleitet. Sie alle waren mit der zentralen Frage konfrontiert: „Was bedeutet es, sich wirklich auf einen anderen Menschen einzulassen?"

In zahlreichen ehrlichen Gesprächen hat sich dabei auch immer wieder ein schmerzhafter Zweifel offenbart:
„Wie weit kann ich dem anderen vertrauen? Liebt er wirklich mich? Wie stark ist seine Liebe? Steht er auch zu mir, wenn ich mal nicht funktioniere? Wenn mein Körper altert?"

Leben ist nicht perfekt. Leben ist nicht nur sauber.
Es blutet manchmal und manchmal tut es verdammt weh.
Es ist – in einem menschlichen Sinne – nicht fair.
Es offeriert uns Gnade, Licht, Liebe, Glück. Doch manchmal zerschmettert es gerade auf dem Höhepunkt der Freude unsere Illusion eines heilen Seins. Darüber findet sich nichts in romantischen Hollywoodfilmen. Die enden nach neunzig Minuten – genau dann – wenn unsere existentiellen Fragen beginnen:

Was macht wahre Liebe aus, wenn unsere romantischen Vorstellungen vom Alltag aufgerieben wurden?
Welchen Schmerz muss ich ertragen und wann darf ich wegrennen?
Bis wann kann ich einem anderen Menschen die Treue halten, ohne mich zu verraten?
Bis wann kämpfe ich gegen eine Krankheit an und wann gebe ich auf?
Bis wohin geht mich das Leid des Anderen etwas an?

Die wahre Würde eines Menschen wird nicht aus Worten geboren, sondern reift im Feuer seiner Verletzlichkeit, im Spiel zwischen Dunkel und Licht, zwischen Größe und Angst geschmiedet.

Ich habe viele unspektakuläre Helden des Alltags kennengelernt. Vier davon sind die Melles. Mein langjähriger Freund Hendrick, seine Frau Uta und ihre wunderschönen, wilden Töchter. Keine vollkommenen Menschen aus einem Hochglanzmagazin. Sondern komplexe, tiefe, so zerbrechliche und so lebendige Menschen. Hendrick ist für mich ein Bruder im Herzen, ein Krieger auf dem Weg. Als er mich fragte, ob ich gemeinsam mit ihm dieses Buch herausbringen möchte, habe ich mich geehrt gefühlt. Denn das, was Hendrick hier mit uns teilt, ist kein Buch, sondern nacktes, zartes, unbegreifliches Leben. In den letzten zwanzig Jahren bin ich Hendrick unter sehr verschiedenen Umständen begegnet. Ich habe ihn selbstsicher und erfolgreich, erschüttert und ohnmächtig – ganz oben und ganz unten

– erlebt. Das Schicksal seiner Frau Uta – ungestüme, zarte, starke Amazone – und die damit verbundenen Prüfungen für die ganze Familie haben mir mehr als einmal den Atem stocken lassen. Ich bin sicher nicht der Einzige, der von außen auf die beiden schaute und dachte: „Wie, wie nur halten sie dem Stand?“

Uta wurde durch Krebs genommen, was unsere Gesellschaft auf den ersten Blick mit Weiblichkeit assoziiert. Ihre unerhört kühne Art darauf zu antworten[1] hat viele, viele Frauen und Männer, auch mich, etwas Entscheidendes darüber gelehrt, was wirkliche weibliche Schönheit ausmacht.

Wie geht ein Mann damit um? Wird ihr Gegenüber, ihr Geliebter, Hendrick, die Kraft aufbringen, sie auf diese existentielle Ebene der Liebe zu begleiten?

Dieser Text ist die gelebte Antwort eines verwundeten und liebenden männlichen Herzens.

Möge er vielen Menschen Mut machen, ihrer Liebe die Treue zu halten.

Mit herzlichem Gruß, Veit Lindau

---

[1] Das Amazonenprojekt von Uta Melle: http://utamelle.wordpress.com

Some see life as a broken promise,
Some see life as a endless fight
They think we live in the age of darkness
They think we live in the age of light.

It`s an angry world
And everything is gonna be alright.
Yeah, it's an angry world.
Yeah, it's an angry world.

Neil Young, Angry World

Für meine Frau.
Für alle Frauen, die in diesen Kampf verwickelt sind.
Für die Männer, die mit ihnen kämpfen.

– 1 –

So wollte ich meine Frau; auf glänzenden Hacken und in dieser hautengen Lederhose, die ich ihr zur letzten Weihnacht geschenkt hatte. Ich wollte sie mit diesem herausfordernden Lächeln auf den vollen Lippen, dem Lachen in den Augen und den vorstehenden Brustwarzen unter dem löchrigen Hauch von grob gestricktem Leinen.

„Und?“, fragte Uta mit gefährlichem Unterton. „Sehe ich aus wie vierzig?“

„Auf keinen Fall!“, beteuerte ich. „Nicht mal wie neununddreißig!“

Uta hatte beschlossen ihren vierzigsten Geburtstag groß zu feiern. Die Entscheidung war ihr nicht leicht gefallen. Ihre Mutter lag gerade im Sterben. In Utas jetzigem Alter war sie an Brustkrebs erkrankt. Zwanzig Jahre lang hatte sie gegen diverse Formen von Krebs gekämpft, aber seit drei Monaten versagten alle Therapieansätze. Die letzte Chemo war vor Wochen erfolglos abgebrochen worden.

Uta wurde nur einmal vierzig.

Man kann sich um jemanden sorgen, Schmerz spüren und sich trotzdem feiern. Das sollte man sogar tun.

Das Leben lässt das zu.

„Ja? Willst du mich so mitnehmen?“ Uta warf den Kopf in den Nacken und strich lasziv über ihre Brüste.

Nur ein Zucken ihrer linken Hand, wie das Flackern im Film, wenn die Pixel kurz verrutschen. Ein Moment, der die Illusion zerstört.

Pixelsalat.

„He, das ist deine Party!“ Ich nahm den Flirt auf.

Uta schaute mich aus großen, weit aufgerissenen Augen an. Schaute durch mich hindurch. Kein Flirt mehr, kein Spiel. Und dann bat sie: „Kannst du bitte mal meine linke Brust anfassen?“

Sie flüsterte diese Bitte.

Es war ein Hilferuf.

– 2 –

Es war der 23. März 2009, kurz nach neun Uhr abends. Im Fenster spiegelte sich das Licht der Küchenlampe und das Blau des Bildschirms, vor dem ich gerade saß und die Einladungsliste durchging – eine lange Liste. Im Laufe der Jahre hatte sich ein buntes Völkchen angesammelt. Arbeitskollegen und Feierfreundinnen, Mitmütter und spirituelle Weggefährten – niemand sollte vergessen werden.

„Kannst du bitte mal meine linke Brust anfassen?“

Ich stand vom Küchentisch auf.

Uta hatte ihr Top hochgezogen. Ihre kleinen Brüste leuchteten weiß im hellen Licht.

Ich legte meine rechte Hand auf ihre linke Brust und spürte es sofort; es war klein, hart und gehörte da nicht hin.

Es fühlte sich böse an.

Unsagbar böse.

Kommt eine Frau zum Arzt. Sagt, dass sie einen Knoten in der Brust hat.

Na, na, na, sagt der Arzt, das macht man doch nicht!

Ich tastete noch einmal. Der Knoten war immer noch da.

„Spürst du es?“, flüsterte Uta.
Ich nickte. „Kann eine Drüse sein …“
„Ja.“, sagte Uta.
Wir wussten beide, dass es nicht stimmte.

– 3 –

Die letzten Jahre waren nicht einfach gewesen; wir hatten in einem früheren Leben als hysterisches Pärchen begonnen, das auf elektronischen Beats durch die Nacht ritt. Wir hatten uns Kinder gewünscht und Spaß ohne Ende.

Wir hatten Spaß und bekamen Kinder. Zwei Mädchen. Sie hießen Martha und Lou. Wie liebten sie bis zum Mond und zurück.

Weil wir keine eigene Idee hatten für ein Leben als Vater und Mutter, wuchsen wir einfach in die Ideen hinein, die im gesellschaftlichen Angebot waren – ich ging als Art-Direktor Geld verdienen in einer Werbeagentur und Uta hängte ihren Job an den Nagel und gab die Hausfrau.

Es hatte sich so ergeben.

Wir waren übermüdet und gestresst, genervt und fühlten uns von uns falsch verstanden. Spaß fand nur noch selten statt.

Wir sahen uns beide als Opfer.

Das war auch eine Form der Gemeinsamkeit.

Egal. Wir berappelten uns, weil wir unseren Körpern mehr vertrauen konnten als unseren Gedanken. Unsere Liebe war sehr körperlich.

Die Kinder wuchsen und mit ihnen eine neue Art von Freude. Wir retteten unsere Beziehung, weil wir es wollten. Weil wir immer noch scharf aufeinander waren. Das war eine gute Grundlage. Wir holten uns einen Therapeuten als Unterstützung.

Das Leben gibt einem nicht das Versprechen, fair zu sein.

Wir wollten damit klarkommen, ohne rumzujammern – mit offenem Visier und dem Herz in Händen.

Dass das Leben so unfair sein würde, hatten wir nicht auf dem Zettel gehabt.

Selbst mit dem Gefühl dieses Knotens an den Fingerspitzen konnte es doch noch immer sein, dass die Wirklichkeit sich einen Jux erlaubte.

Ach das, sagt Dr. Berger, eine Verhärtung der Talgdrüsen, das ist nix …

Doch das sagte Dr. Berger nicht.

– 4 –

Am späten Vormittag des nächsten Tages, nach zwei Stunden Wartezeit, sagte Dr. Berger: „Das muss biopsiert werden!“

Sein Lächeln war blasser als sonst.

Er kannte die Geschichte von Utas Mutter und betreute

Uta schon seit fünfzehn Jahren. Natürlich wusste er, was der Knoten zu bedeuten hatte. Fand nicht die richtigen Worte.

Versuchte es zum Glück auch nicht.

Vor wenigen Wochen erst war Uta zur Krebsvorsorge bei ihm gewesen. Da war sie ohne Befund. Er hatte sie nicht mammografiert. Er hatte es ihren kleinen Brüsten nicht zumuten wollen.

War er nicht gründlich genug gewesen?

Hat er versagt, fragte ich mich und konnte dem milden Lächeln nichts Freundliches erwidern.

Ich hielt Utas Hand.

Dr. Berger schrieb eine Überweisung für das Brustzentrum.

Sie bekam einen Termin in drei Wochen.

„In drei Wochen erst?“, fragte Uta völlig irritiert nach.

„Ja“, Dr. Berger lächelte milde, „schneller geht es leider nicht! Viel Glück.“

Wir standen auf der Straße wie verloren.

Unser Entsetzen und die medizinische Routine des möglichen Befundes ließen sich nicht synchronisieren. Panik flackerte in Utas Augen. „Was machen wir?“

Ich hatte keine Idee. Zitierte meinen Vater: „Sind wir übern Hund gekommen, kommen wir auch übern Schwanz!“

Es sollte optimistisch klingen. Aber wir waren noch lange nicht übern Hund. Wir konnten nicht mal sicher sein, ob Uta lebend über den Hund kam.

Sie stand gerade vor den gefletschten Zähnen!

Ich stand daneben.

– 5 –

„Das halte ich nicht aus! Ich kann nicht drei Wochen mit dieser Assel in der Brust rumlaufen und nichts tun!“ Uta kippte sich Rotwein in den Rachen und rauchte eine dicke Tüte nach der anderen. Tigerte in der Küche auf und ab. Mit der an Krebs sterbenden Mutter und der Verzweiflung in der eigenen Brust waren drei Wochen Warten auf eine Diagnose unerträglich.

„Mach was!“, verlangte Uta von mir. „Dir fällt doch sonst immer was ein!“

Mir war immer was eingefallen. Ich hatte für Uta eine Karte für den MTV Award besorgt, als gar nichts mehr ging, hatte uns fürs ausverkaufte Bowie-Konzert auf die Gästeliste setzen lassen, konnte uns immer noch auf die wichtigen Partys bringen.

Brustkrebsspezialisten?

Warum nicht, was war der Unterschied?

Das Prinzip Beziehung funktioniert immer gleich: Jemand, den man kennt und der einem moralisch verpflichtet ist, kennt jemanden, der jemanden kennt, der ihm moralisch verpflichtet ist …

Ich griff zum Telefon und rief Freunde an, suchte Verbindungen. Man muss den einen nur finden, Staub aufwirbeln, über das reden, was einen gerade sprachlos macht. Der Vater von Michael, meinem Chef und Partner, ein bekannter Journalist der Siebziger und alter Westberliner Adel, war mit einem der besten Brustkrebsspezialisten Berlins befreundet.

„Ich ruf gleich zurück“, versprach Michael. „Ich kümmere mich.“

Zwei Stunden später hatten wir einen Termin für den übernächsten Tag.

„Bis dahin schaffe ich es!“, sagte Uta.

Wir hatten die Telefone nicht gehört und vor Aufregung Martha und Lou, unsere Töchter, vergessen, die bei Freunden waren. Ich rannte schnell rüber und holte sie ab.

„Entschuldigung, Entschuldigung.“ Ich nahm sie an den Händen. „Mama geht es nicht so gut.“

„Was ist mit Mama los?“, wollten die Mädchen wissen.

Solange noch ein Funken Hoffnung bestand, war es zu früh für die Wahrheit. „Oma geht es immer schlechter, und das macht Mama so traurig.“

Die Mädchen verstanden das und waren ganz leise und vorsichtig.

Ich schob schnell eine Pizza aus dem Frost in den Ofen.

„Wird Oma wieder gesund?“

„Ich glaube nicht“, sagte ich. „Wer will extra Mozzarella?“

Sie wollten beide.

– 6 –

Der Morgen begann wie ein Alptraum.

Eine Frau mit vor Müdigkeit glasigen, schwarz verschatteten Augen stolperte mir barfuß entgegen und sprach: „Ich lass mir beide Brüste amputieren. Weg damit. Ich habe keine Lust, mich in kleine Scheibchen schneiden zu lassen. Alles, was hilft, die Prognose zu verbessern, ist gut! Das habe ich von Mami gelernt. Hast du ein Problem damit?“

Ich hatte gerade die Mädchen für Schule und Kindergarten fertig gemacht. Zum Glück waren sie schon aus dem Haus.

„Kein Problem“, sagte ich. „Kein Problem. Wenn irgendwas ist, ruf mich an.“

Am Nachmittag wurde Utas Mutter von zuhause in die Palliativklinik nach Oldenburg gebracht. Es war ihr Wunsch.

„Alles, was sie vom Leben noch will, sind weniger Schmerzen beim Sterben und niemandem zur Last zu fallen“, erzählte ihr Vater mit tränenerstickter Stimme am Telefon. „Aber sie ist mir doch gar keine Last, wir haben doch noch Urlaubspläne …“

„Das ist das Beste für Mami“, sagte Uta. Ihre Augen blieben trocken. „Und für dich …“

Vom Knoten sagte sie nichts.

Ich spürte, wie er in ihrer Seele härter wurde.

– 7 –

Am Donnerstag, 11:30 Uhr, war der Termin bei Dr. Meinneke, dem Onkologen. Ich hatte vorher noch ein wichtiges Kundengespräch in die Agentur, auf das ich mich kaum konzentrieren konnte.

„Meine Frau hat heute eine wichtige Brustkrebsuntersuchung. Ich bin nervös“, erklärte ich meiner Kundin, der Marketingleiterin einer Berliner Modemarke.

„Sie sollten bei Ihrer Frau sein“, sagte sie.

Ich fuhr sofort nach Hause, um Uta abzuholen.

Ich fand sie im Bett vor.

Sie war noch gar nicht aufgestanden, hatte sich die Decke über den Kopf gezogen.

„Schatz!“, sagte ich. „Schatz, bitte!“

Uta lag stocksteif. Eiskalt die Hände, das Gesicht käsig.

Es war nicht meine Brust.

Der Schmerz saß an derselben Stelle.

Ein kleines Messingschild auf weißem Putz: Onkologie 1. Stock.

Das Treppenhaus war altes Westberlin vom Feinsten: eine Marmortreppe mit Teppich, Stuckdecken.

Die Tür öffnete sich zu einem kleinen Empfangsraum mit Tresen, dahinter zwei Arzthelferinnen.

„Haben Sie einen Termin?“

Uta nickte und zitterte.

Der Empfang routiniert freundlich, nicht mehr. Es missfiel den Damen, dass ihr Chef noch jemanden in seinen vollen Terminkalender gequetscht hatte.

Wir mussten warten.

Die Praxis war voll. Frauen mit Perücken, Frauen mit Glatze, junge Frauen, alte Frauen. Frauen mit Porzellangesichtern und solche, denen sich der Schmerz tief ins Gesicht gegraben hatte. Dazwischen ein paar Männer – Ehepartner, Begleitpersonen wie ich. Unmerkliches Nicken. Ich versuchte dem auszuweichen. Ich wollte nicht dazugehören.

Noch nicht.

Ich nahm Utas Hand.

Der Onkologe war ein ruhiger, zarter Mann mit sanfter Stimme, vielleicht Anfang sechzig. Er bat Uta, sich oben herum „frei zu machen.“

Ach, Utas wunderschöne kleine Brüste!

Jetzt waren sie Gegenstand der Untersuchung und möglicherweise Hort des Schreckens. Und während der Arzt sie abtastete, konfrontierte Uta ihn mit ihrer gesamten Geschichte in Kurzform – Mutter im Sterben an Krebsleiden, erster Knoten mit vierzig in der linken Brust, dann in der rechten, später weitere Metastasen.

Der Onkologe schluckte.

„Das wird jetzt etwas ziepen!“

Er biopsierte. Die Stanznadel schoss ohne Betäubung in das weiche Gewebe. Nahm verdächtige Zellkulturen mit, die im Labor untersucht werden würden.

Eine kleine, kaum blutende Wunde blieb zurück.

Pflaster drauf und keine Hoffnung.

„Kommen Sie morgen um die gleiche Zeit wieder!“

– 8 –

Lou machte mit ihrer Kindergartengruppe einen Ausflug. Ich packte den Rucksack. Martha wollte Gesangsstunden. „Später, Schatz!“ Ich machte ihr Frühstückstullen und kontrollierte den Ranzen.

„Ich kann Lou in den Kindergarten bringen“, sagte Martha.

„Genau, Martha kann mich in den Kindergarten bringen.“

Schule und Kindergarten lagen in derselben Straße.

„Ich hab euch lieb!“, sagte ich.

Zehn Minuten später fuhr ich zur Arbeit, kämpfte mich durch den Morgenverkehr. Arbeit ist gut, lenkt ab. Es muss eine Normalität neben dem Schrecken geben, sonst übernimmt der Schrecken den Alltag ganz. Models mussten ausgesucht werden, Bilder in die Bearbeitung gegeben werden; es lebe der schöne Schein!

Er lebe hoch, hoch, hoch!

Am Nachmittag holte ich Uta zuhause ab.

Sie wartete schon vor der Tür, stieg in den Wagen.

Wir redeten nicht. Wir hatten auch am Abend zuvor kaum ein Wort gewechselt. Weil es nichts zu sagen gab. Die Gedanken kreiselten im Kopf ohne Unterlass, aber sie produzierten nur Wenns und Abers. Wunschvorstellungen und Alpträume. Die einen waren zu albern, um mitgeteilt zu werden, die anderen würden sich von selbst einstellen

Nicht einmal Streiten ging.

Dr. Meinneke rief Uta ins Behandlungszimmer, als ich gerade auf dem Klo war.

Ich lief gleich hinterher.

„Ist Ihr Mann mit?“, hörte ich den Doktor fragen.

„Wir brauchen ihn, oder?“, fragte Uta zurück.

„Besser ist es.“

„Guten Tag“, sagte ich.

„Die Diagnose ist eindeutig“, sagte Dr. Meinneke.

„Brustkrebs, aggressiv, schnell wachsend, so schnell es geht operieren."

Es war Freitag, der 3. April 2009. Hendrick und ich saßen bei Herrn Dr. Meinneke.

Als er uns in das Behandlungszimmer hereinrief, war Hendrick gerade auf der Toilette. Dr. Meinneke fragte, wo denn mein Mann sei, ich antwortete: Auf der Toilette – wir brauchen ihn wohl, hm? Ein leichtes Nicken verriet mir, dass mein Instinkt, den ich seit Entdeckung des Knotens hatte, richtig war. Ich aß ein Brot, das ich mir schnell noch mitgenommen hatte, und Hendrick fing an zu weinen.

Ja, er ist bösartig. Ja, er muss schnell raus.

Ich befand mich in der absurdesten Situation meines Lebens: das letzte Wochenende hatte ich bei Mami verbracht, sie bekam seit drei Wochen Morphium und konnte nun nicht mehr laufen. Papa war immer noch zuversichtlich, dass es noch Wochen weitergehen würde.

Am Mittwoch sagte Mami, dass sie jetzt nicht mehr kämpfen will und dass sie keine Angst hat. Sie hatte Gelbsucht – die Leber versagte. Am Donnerstag kam sie in die Palliativklinik. Und nun musste ich meine Operation so timen, dass ich sofort zu ihr fahren konnte, falls sie stirbt, und musste dann auch noch zur Beerdigung. Absurd! Ich avisierte den 14. April: den Dienstag nach Ostern und entschied mich spontan und klar, dass bitte beide Brüste komplett amputiert werden sollten.

Dr. Meinneke wollte etwas über Brust erhaltende OP erzählen.

„Vergessen Sie es“, sagte Uta. „So hat es bei meiner Mutter auch angefangen – erst die eine, dann die andere, dann überall … Ich will, dass beide Brüste amputiert werden. Sofort.“

Der Arzt nickte. Er hielt das für die richtige Entscheidung.

Es waren wunderschöne, kleine Brüste.

„Können wir mit der OP warten, bis meine Mutter gestorben ist?“

Der Satz war so brutal wie ein Faustschlag aus dem Nichts.

Er war voller Liebe.

Uta reichte mir ein Taschentuch. Ich hatte nicht bemerkt, dass mir das Wasser aus den Augen lief.

Dr. Meinneke ließ sich den Zustand von Utas Mutter beschreiben.

Palliative Behandlung, das Weiß der Augen gelb gefärbt. Die Nieren beginnen zu versagen.

„Maximal noch eine Woche“, sagte er. „So viel Zeit ist noch.“

– 9 –

Wir standen auf dem Kurfürstendamm zwischen Gucci und Prada. Menschen hasteten vorbei, teure Frauen, nachgemachte Brüste, dicke Einkaufstüten, kleine Hunde, gegelte Männer, falsches Lachen. Wie fremd das plötzlich alles war.

Wie schnell das geht!

Und jetzt?

„Brustkrebs ist der häufigste bösartige Tumor an der Brustdrüse des Menschen. In den westlichen Staaten ist Brustkrebs die häufigste Krebsart bei Frauen. Die meisten Erkrankungen treten spontan auf, es gibt aber auch erbliche und erworbene Risiken. Neben der Heilung sind Erhalt der Brust und vor allem der Lebensqualität oberste Ziele der Therapie. Die Behandlung besteht in der Regel aus einer an den Zustand der Erkrankung angepassten Kombination aus Operation, Zytostatika-, Hormon- und Strahlentherapie. Das medizinische Vorgehen beruht in hohem Maße auf Erfahrungen aus Studien und ist in weltweit akzeptierten Leitlinien standardisiert."

Wikipedia

Die Welt hielt nicht an. Es gab einfach einen neuen Termin: Am Dienstag nach Ostern bis spätestens 10:00 Uhr im West-Klinikum.

Und danach?

Und davor?

Telefonate mit Utas Vater – was gesagt werden muss.

Die Bitte, der sterbenden Mutter nichts zu erzählen. Es auszuhalten.

Wir saßen zum Abendessen zusammen. Die Mädchen hatten den Tisch gedeckt. Das war der Plan. Wenn die Mädchen den Tisch deckten, konnte Uta sich nicht im Hochbett verstecken. Das Tier muss raus aus seiner Höhle, um die Jungen nicht zu enttäuschen.

„Auch Messer?"

„Auch Messer!"

Ich hatte frisches Brot aufgeschnitten, reife Avocados zerquetscht und mit Zitronensaft beträufelt. Olivenöl und Käse standen auf dem Tisch.

Uta hatte keinen Appetit. Sie hatte sich eine Flasche Rotwein aufgemacht.

„Wir sagen meine Geburtstagsparty ab", sagte Uta in das unsichere Schweigen.

„Och, keine Party!", maulte Lou. Sie hatte sich schon die Kleider und Schuhe zurechtgelegt. „Warum denn?"

„Es ist wegen Oma!", erklärte Martha der kleinen Schwester. „Wir können doch nicht feiern, während Oma stirbt!"

Das verstand Lou. Das verstanden sie beide. Dinge gehen kaputt, Menschen sterben. Das hatte noch nichts mit ihnen zu tun.

„Bist du dir sicher?", fragte ich.

„Ganz sicher."

„Okay, dann muss ich mal telefonieren!"

Ich hatte eine Menge Freunde gebeten, mir bei der Organisation für Utas Party zu helfen – DJ, Catering, Dekoration, Einlass. Ich rief sie alle an.

Jeder war fassungslos.

Freitag, 03.04.09:

Meine lieben Freunde! Ich muss meine Geburtstagsparty leider verschieben. Meine wunderbare Mutter wird in den nächsten Tagen den 20-jährigen Kampf gegen den Krebs leider verlieren. Parallel dazu habe ich gerade erfahren, dass auch ich einen bösartigen Tumor in der Brust habe, der schnellstmöglich raus muss. Danach fangen die Therapien an. Ich hoffe, dann ein schönes Geburtstags-Sommerfest geben zu können, und melde mich bei Euch, sobald ich absehen kann, wie es weitergeht.

In Liebe Eure Uta

Stunden später war der E-Mail-Account voll.

So viel Anteilnahme wird nie wieder sein!

– 10 –

Das Geschenk unserer Freundin Jackie, einer Beauty-Fotografin, zu Utas Vierzigstem: ein Foto-Shooting mit Maske, Stylisten, Mittelformat-Kamera und mindestens zwei Scheinwerfern der Marke Briese für weiches Beauty-Licht.

„Kann ich nicht mehr, will ich nicht mehr!"

Uta hatte abgesagt.

Jackie verstand das. Sie kannte die ganze Geschichte, wusste von Mutter und Knoten. Seit Jahren war sie Teil unseres Lebens. Uta und Jackie hatten zusammen Kinderwagen um den Kollwitzplatz geschoben, zusammen am Spielplatz gesessen und gegenseitig auf die Kinder aufgepasst, Windeln gewechselt, Spaghetti gekocht.

Jackie kannte Uta in all ihren Erscheinungsformen. Hinreißend und schnurrend wie ein Katze. Wütend auf die Welt, spitzzüngig und fluchend wie ein vom Glauben abgefallener Landsknecht.

Jackie hatte ihr Studio in der Remise unseres Hinterhofs. Bei uns stand das Küchenfenster meistens offen.

Wir waren uns nah.

Die Kinder waren schon im Bett, durften aber zum Einschlafen noch Lillyfee hören.

Uta lag zusammengekrümmt auf ihrem Hochbett, das wie ein dicker Flügel in zwei Meter Höhe unter der Decke hing, die Beine an die Brust gezogen. Heulte, wollte nicht gestreichelt und getröstet werden.

Ich hockte auf der Holztreppe.

„Kann ich was für dich tun?"

„Nein, kannst du nicht!"

„Du wirst nicht sterben!"

„Natürlich nicht!"

„Lass dich fotografieren! Nimm Jackies Geschenk an!"

„Warum?", fragte Uta. „Wofür?"

„Dafür", sagte ich. „Weil du diese Bilder nie wieder so machen kannst."

Uta antwortete nicht, wühlte nach einem Taschentuch.

„Bin gleich wieder da."

Ich ging in die Küche, kam mit einer Flasche Champagner und zwei Gläsern zurück. Der Kühlschrank war voll davon; Geburtstagsvorbereitung.

Der Korken ploppte.

Ich hielt Uta das volle Glas hin. „Schnell trinken hilft gegen langes Nachdenken!"

Der Champagner war kalt und lecker.

„Alles, was dunkel ist, muss ans Licht“, sagte ich. „Damit es selbst Licht wird! Steht in irgendeinem Evangelium.“

Champagner hilft.

„Abschied von meinen Brüsten?“, fragte Uta. „Du hast sie immer sehr geliebt, stimmt`s?“

„Ich lieb sie noch.“

„Ich auch.“ Uta schniefte.

„Ja“, sagte ich. „Lass uns den Abschied feiern! Mit Make-up und Licht und allem, was dazugehört!“

„Krieg ich noch einen Schluck?“

Ich schenkte nach.

„Na gut. Rufst du Jackie an?“

„Ich rufe an!“

Die Flasche war im Nu leer.

– 11 –

Es war Samstag. Die Sonne schien; der wärmste April, an den ich mich erinnern kann. Im Foto-Studio roch es nach frischem Kaffee und Parfüm. Die Kinder wuselten herum – unsere, die von Jackie. Sie futterten Nougatcroissants und gaben durch demonstratives Desinteresse zu verstehen, dass eine Fotoproduktion für Kinder vom Kollwitzplatz keine große Sache war.

Die Make-up-Freundin hatte Freude an Utas Gesicht, Uta zum ersten Mal wieder Freude an sich. Christine baute das Licht auf, Jackie war hellwach, gab Anweisungen.

Dann kam Uta!

Sie sah fantastisch aus. Bewegte sich mit natürlicher Lässigkeit vor der Kamera, spielte mit ihr, zog sich aus, zeigte ihre Brüste.

Aus dem verspannten ‚Warum ich?' war ein lässiges ‚Warum nicht?' geworden.

Vierzig Jahre hatte sie dafür gebraucht.

„Danke", sagte Jackie und ließ die Kamera sinken. „Ich kann nicht mehr!"

„Danke", sagte Uta. „Das müssen wir noch mal ohne Brüste wiederholen!"

Alle klatschten, umarmten Uta, rannten raus, um Zigaretten zu rauchen, ein Glas zu trinken, zu heulen.

Alle wussten, dass es Uta so bald nicht mehr geben würde.

Danach saßen wir im sonnigen Hinterhof, an einem Holztisch aus alten Bohlen. Wir aßen Brot und Käse, tranken Crémant in großen Zügen. Es war ein wunderbarer Tag. Es war wie ein Tag Waffenstillstand in einem Krieg, der eben erst begonnen hatte. Als der Crémant alle war, soffen wir noch den ganzen Geburtstagschampagner weg.

Leicht besoffene, offene Herzen: herrlich; schöner kann man Brüste nicht verabschieden.

Dann wurde es kühl.

– 12 –

Katerstimmung. Reinfeiern in Utas Geburtstag am Rande des Abgrunds, auf einem brennenden Dampfer, auf einem Boden, der unter den Füßen bricht.

Wir hatten beide noch Utas Mama vor Augen, die wir zum Abschiednehmen im Hospiz besucht hatten; Haut wie Pergament und Augen, in deren Schwärze sich schon die Unendlichkeit spiegelte, die nur noch unter Anstrengung ins Jetzt zurückkehrten.

Da kam nicht wirklich Entspannung auf. Wenn es etwas wie ein Geburtstagsfest gegeben hatte, dann war es das Shooting gewesen.

Danach war nur noch Abgesang.

Jackie hatte eine kleine Auswahl von Bildern bearbeitet und als Mail geschickt; Utas Brustwarzen standen aufrecht, ihr Kinn war entschlossen vorgereckt. Bei aller Schönheit und Weichheit – in Utas Augen brannte Zorn.

An allen ihren Sinnen tickten die Zünder.

Ihre Haut war ein Minenfeld.

Wenn man Kinder hat, kann man einen Geburtstag nicht einfach ausfallen lassen. Kinder akzeptieren so etwas nicht. Sie haben Bilder gemalt und wollen als Lohn dafür Torte oder wenigstens ein außergewöhnliches Abendessen. Also hatten wir den Lieferservice angerufen und uns Sushi, Spießchen und Suppen bringen lassen.

Die Mädchen mampften ihre Lachsrollen. Uta und ich stocherten mit den Stäbchen in Reis und Sashimi.

Dazu guckten wir die erste Staffel von *Avatar, dem Herrn der Elemente*. Die Mädchen liebten die Serie. Aang, ein kleiner Junge vom Stamm der Luftbändiger, muss das Gleichgewicht der Welt zwischen Feuer und Wasser, Erde und Luft wiederherstellen. Dabei helfen ihm eine Schar Freunde und Appa, der fliegende Bison. Immer, wenn er sich in die Luft erhob, jauchzten die Mädchen verzückt.

„Wir wollen auch so ein fliegendes Plüschtier."

„Das ist voll cool."

Ich wollte das auch. Innerlich. Ich wollte auch eine Schar Freunde, die mir halfen, unsere Welt wieder ins Gleichgewicht zu bringen.

Uta und ich aßen, aber es schmeckte nicht. Wir tranken, aber es half nicht. Wenn man die Betäubung wirklich braucht, versagt sie.

Die Mädchen gingen irgendwann freiwillig ins Bett und ließen uns mit unserem Elend alleine. Wir hörten Musik, kifften.

„Jetzt ist Mami tot", sagte Uta plötzlich und nahm ihren Kopf von meiner Schulter.

Ich zündete eine Kerze an.

Es war kurz vor zwölf.

Happy Birthday to you, happy Birthday to you, happy Birthday, liebe Uhuta …

Ging nicht.

„Alles Gute, mein Schatz!"

Mein Geschenk war schnell übergeben. Es war für eine große Geste vor Freunden gemacht. Ich hatte auf Utas Party um Mitternacht auf die Knie fallen wollen, um sie zu bitten, mich noch einmal zu ihrem Mann zu nehmen.

Unsere erste Hochzeit war schön, aber klein und nur in Familie gewesen. Uta war gerade mit Lou schwanger.

Ich wollte es noch einmal vor allen Freunden wiederholen. Dafür hatte ich zwei schwere Eheringe aus 900er Gold schmieden lassen.

Die Party war das Geschenk.

Jetzt lagen die Ringe viel zu schwer zwischen uns – *und er steckte ihr den Ring an die magere, fast durchsichtige Hand. Danke, flüsterte sie. Noch einmal strahlten ihre Augen, bevor sie die Lider für immer schloss …*

Gott, haben wir alle eine Scheiße im Kopf.

Aber man entkommt ihr nicht!

Utas Mama starb 16 Minuten vor zwölf an Utas Geburtstag.

„Jetzt ist sie hier. Sie ist zu mir gekommen." Uta zeigte auf eine Ecke des Wohnzimmers.

Ich hatte keinen Zweifel daran.

Ich ließ die beiden Frauen allein, weil sie es wollten.

– 13 –

Die Beerdigung von Utas Mama fand drei Tage später statt. Es war ein herrlicher Sonnentag. Vom See herauf roch es nach Frühling, Amseln und Finken sangen sich warm. Die kleine Kirche des Dorfes war voll, durch die Buntglasfenster fielen farbige Lichtfontänen.

Staubteilchen tanzten darin wie kleine Universen.

Die Predigt des Pfarrers war in bester Lutherischer Tradition herzlich und zupackend – vorgetragen in warmem, singendem norddeutschen Tonfall.

Neues gab es zum Tod nicht zu sagen. Leben und Sterben sind alte Lieder.

Der Tod ist unser ständiger Begleiter.

Niemand in der Kirche, niemand in der Trauergemeinde wusste, wie nah er uns gerade war.

Nicht der Tod ist traurig, sondern ein Leben, das nicht gelebt wird.

Utas Mama hatte ihr Leben gelebt. Ihre Familie, ihre Enkel zeugten davon: *Wir alle sind aufgehoben in Gott. Gott ist Liebe. Diese Kirche war voller Liebe. Amen!*

Uta hielt meine Hand, drückte fester. Ich verstand sie.

Ihre Mutter hatte von Utas Erkrankung nicht mehr erfahren müssen. Ihr Tod war für Uta auch eine Befreiung – sie konnte sich endlich um sich selbst kümmern!

„Danke für diesen schönen Morgen“ sang die ganze Kirche. Bei „Danke für meine Arbeitsstelle, danke für jedes kleine Glück …“ war die Kirche voller Lachen und Weinen.

Dreißig Jahre Finanzamt, Liebe und Freunde gefunden, Familie gegründet. Eine Familie gefunden über die Familie hinaus. Alles schön.

Es war ein Leben aus einer anderen Welt, einer anderen Zeit – ein Ort, ein Beruf, ein ruhiger Fluss.

Dem Krebs war das egal gewesen.

Danach nahm Uta die Beileidsbekundungen entgegen.
Sie sah bleich, zerbrechlich und schön aus.

–14 –

Die Trauerfeier fand im Gasthaus mit dem alten Reetdach statt, in dem wir auch unsere Hochzeit gefeiert hatten.

„Wenn ich es nicht schaffe“, sagte Uta, „will ich bei meiner Mutter liegen.“

„Nicht bei uns zuhause?“

„Hier ist mein Zuhause!“

Ich nickte und schnappte nach Luft. Es war ein dünner Riss. Ich spürte, wie er sich langsam in die Tiefe fraß.

„Spanferkel!“ Die Mädchen waren begeistert, hatten fettige Finger und verschmierte Münder.

Die Sonne schien, als hätte sie ein schlechtes Gewissen.

Ich ging runter zum See.

Das Grün kommt früh in diesem Jahr, hatte Utas Mama bei unserer letzten Begegnung gesagt, pass bitte gut auf meine Kleine auf!

Das ist keine einfache Aufgabe, hatte ich geantwortet.

Utas Mama lachte: Ich weiß.

Ich hatte das Gefühl, versagt zu haben! Ich konnte Uta vor nichts beschützen.

Irgendwo auf dem Weg zwischen Biopsie und der Beerdigung ihrer Mutter hatte sie entschieden, ihr Kreuz alleine tragen.

– 15 –

Karfreitag. Für den 15. April war Utas Operation angesetzt.

Dazwischen lagen die Oster-Feiertage.

Uta nahm den Zug zurück nach Berlin.

„Ich brauche ein paar Tage für mich", hatte sie gesagt und mich mit den Kids allein gelassen. Ich verstand es.

Uta bereitete sich auf ihren Krieg vor.

Verbündete wollte sie keine.

Vielleicht, weil sie nicht an Verbündete glaubte. Vielleicht, weil ich kein guter Verbündeter war. Vielleicht, weil dies das Wesen unserer Beziehung war; wir waren Einzelkämpfer, die sich im Bett getroffen hatten.

Ich fuhr mit den Mädchen nach Braunschweig zu meinen Eltern.

Ostern ist ein Familienfest.

– 16 –

„Es tut mir sehr, sehr leid um Utas Mutter!", sagte meine Mutter. „Ich habe noch vor zwei Wochen mit ihr gesprochen. Sie wollte einfach nicht mehr."

Die Frauen waren sich nahe gewesen; nicht die gleiche Generation, aber die gleiche Sehnsucht nach Emanzipation, weiblicher Selbständigkeit und eine große Leidenschaft für Literatur.

„Kann ich kurz mal mit euch reden", fragte ich.

Es war keine Frage.

Die Nachricht von Utas Erkrankung machte meine Eltern sprachlos.

„Eine Scheiße ist das mit dem Krebs", polterte mein Vater los. „Eine Scheiße."

„Wie geht Uta damit um?", wollte meine Mutter wissen.

„Sie will allein sein."

„Hältst du das alles aus, mein Junge", fragte mein Vater. „Ihr hattet ja vorher schon Stress und jetzt Krebs …"

„Aushalten?", ich musste lachen. „Was heißt das? Wir haben Kinder und keine Alternative. Soll ich mich mit den Kindern davonmachen? Soll ich Uta mit den Kindern und der Krankheit allein lassen? Was war die Frage?"

Mein Vater nahm mich in den Arm.

Die Kinder entkrampften das Ganze schnell. Sie hatten den Kuchen weggeputzt, die Sahne ausgeschleckt und wollten rüber zu ihren Cousins und Cousinen.

Die Mädchen und die Kinder meines Bruders nahmen tobend Haus und Garten in Beschlag. Der Ostersamstag war so warm, dass wir den Grill in den wilden Garten hinterm Haus stellen konnten. Der Osterhase hatte zwischen den Bäumen, Sträuchern und Beeten eine Orgie aus Schokolade, bunten Papieren und Lego-Figuren gefeiert.

Manchmal hilft nur noch Überfluss; die Kinder sollten es krachen lassen!

Sie ließen es krachen.

Jauchzen lag in der Luft, später der Duft von Bratwürstchen.

Es gab kühles Emmerbier und ausreichend Schultern zum Anlehnen. Das entspannte. Für einen Augenblick fühlte sich das Leben an, wie es sein sollte.

– 17 –

„Wir müssen mal reden!"

Ich nahm die Mädchen in den Arm und setzte mich mit ihnen auf das große Trampolin hinten im Garten.

Uta und ich hatten es so besprochen; den Kindern die Wahrheit sagen, damit sie sich nicht belogen fühlen. Kinder verstehen alles, wenn man ihnen die Chance dazu gibt. Sie sind ja auch ein Teil von allem; neben ihnen werden Babys geboren, streiten Menschen sich, zerbrechen Teller, bluten Nasen und stürzen Flugzeuge ab. Es gibt Jahreszeiten, Fernseher und Badewannen laufen über.

Sie sehen es.

Sie wissen es schon länger.

„Mama hat Brustkrebs", sagte ich. War selbst erstaunt, mit welcher ruhigen, weichen Stimme ich das aussprechen konnte. „Die gleiche Krankheit, an der Oma gestorben ist."

„Wird Mama sterben?", wollten sie wissen.

„Jeder Mensch wird sterben. Aber wenn ihr meint, ob Mama jetzt sterben wird, dann verspreche ich euch, dass es nicht passiert."

Wo kam die Zuversicht plötzlich her?

Sie kam aus der Zärtlichkeit des Gespräches. Ohne es bemerkt zu haben, hatte sich mein Herz nach Tagen des

Schocks und der Versteinerung weit geöffnet, weil mir zwei offene Herzen gegenübersaßen.

Es war Ostern. Kreuzigung und Auferstehung – es lag so nahe beieinander.

Die Mädchen spürten es und tauchten ein.

Wovor sollten sie Angst haben, wenn ich keine hatte? Wenn in diesem Moment die ganze Welt von Liebe durchdrungen war?

„Früher habe ich gedacht, Krebs ist, wenn jemand von einem großen Krebs gekniffen wird und daran stirbt", sagte Lou und lachte. Sie würde diesen Sommer sechs Jahre alt werden und in die Schule kommen. Martha war dann schon neun. Die beiden kicherten.

Später mampften die Mädchen Bratwürste vom Grill, rannten zum Trampolin, hüpften, rannten zurück.

Ich schaute ihnen nach. Sah, dass es ihnen gut ging, dass unser Gespräch sie nicht aus ihrem Paradies vertrieben hatte. Alles war richtig.

Obwohl es wehtat, obwohl es nicht zum Aushalten war, fühlte es sich gut an.

– 18 –

„Wollt ihr vorm Schlafengehen noch mit Mama sprechen?", fragte ich Martha und Lou abends.

Sie wollten nicht.

Uta rief auch nicht an.

Als ich es später versuchte, ging sie nicht ran.

In der Nacht schlief ich mit den Mädchen eng aneinander gekuschelt.

Es war ein Glück, nicht allein zu sein.

Nach dem Frühstück fuhren wir zurück nach Berlin.

– 19 –

„Hallo."

Die Mädchen hatten „Mama, Mama" gerufen, aber Uta war ihnen nicht entgegengekommen. Sie war mit verschränkten Armen in der Wohnzimmertür stehen geblieben.

Keine Freude.

Die Mädchen spürten die Distanz sofort und drehten ab. Ich versuchte eine Umarmung. Aber man kann kein Nichts umarmen.

Uta war nicht mehr da.

Meine Arme sanken ins Leere.

Emotionales Minenfeld.

„Viele Grüße von den Braunschweigern!"

„Danke. Deine Mutter hat mehrmals angerufen."

„Was hat sie gesagt?"

„Ich bin nicht rangegangen."

„Verstehe."

Ich verstand es nicht. Wir wollten Halt sein und waren nur Pfähle, die im Weg waren.

Erst viel später begriff ich, dass Uta schon gestorben

war – mit ihrer Mutter. Dass ihre Seele sich in den grauen Bereich zurückgezogen hatte – noch lange nicht tot, aber nicht mehr am Leben.

Die Mädchen durften fernschauen, waren das ganze Osterfest abstinent gewesen. Ich kochte Spaghetti.

„Willst du auch?"

„Hab noch kaltes Gyros."

Uta hatte sich Gyros beim Griechen geholt. Es lag kalt und traurig in der Plastikschale.

Die Mädchen aßen vor dem Fernseher und schauten eine neue Staffel *Avatar*. Ich saß in der Küche. Es war, als hätte sich jeder in der Familie aus dem Schmerz einen Kokon gebaut, um darin zu überwintern.

Was fehlte, um wieder Wärme zu finden?

Alltag.

Was hatten wir jetzt?

Ausnahmezustand: alle Ein- und Ausgänge verschlossen, alle Gefühle unter Beobachtung.

Mit Ausbrüchen von Gewalt musste gerechnet werden.

– 20 –

Lou erzählte, dass sie von einem wunderbaren Tanz geträumt hatte.

„Hast du dir doch nur ausgedacht", stichelte Martha.

„Ich will wieder zu Oma und Opa!", heulte Lou.

Es war Dienstagmorgen. Ich schälte Karotten, machte Pausenbrote fertig. Ein alberner Reim ging mir nicht aus dem Kopf, ich war mit ihm aufgewacht: *Der Tod, er klingelt an der Tür: Ich wohn jetzt hier, ich wohn jetzt hier!*

Rumtata, Juchheissassa!

Bis Mittag musste Uta im Krankenhaus sein.

Der Krebs wird rausgeschnitten, der Tod bleibt.

Da können wir uns keiner Illusion hingeben!

Sollten wir nicht jeden Moment wissen, dass der Tod bei uns wohnt? Wäre jeder Moment dann nicht viel, viel kostbarer?

Die Mädchen räumten ihre Teller in die Spülmaschine.

Gutes Leben, alles aufgegessen, Löffel abgeben – in die Spülmaschine. Kein Chaos hinterlassen! Wie viel weniger Leid gäbe es, wenn es so einfach wäre!

„Papa, du träumst", sagte Martha.

„Ja", sagte ich. „Wenn ihr heute nach Hause kommt, ist Mama im Krankenhaus!"

„Wissen wir", sagte Lou.

Es war kurz vor acht Uhr. Bis zehn musste Uta im Krankenhaus sein. Ich hatte gehofft, noch mal zusammen mit ihr am Frühstückstisch zu sitzen – vollständig.

Entschuldigung, ich bin ein Romantiker; dem Moment Raum geben, bevor die Medizinmaschine anlief, Uta verschluckte und danach alles anders war.

Dass es anders wird, war keine Frage.

Ich dachte, wenn wir diese Unsicherheit und die Angst teilen könnten, wäre der Atem vielleicht nicht so flach, die Muskeln nicht so verkrampft, das Warten nicht so schwer.

Aber Uta hatte für so einen Moment keine Zeit mehr.

Meine Bitte erreichte sie nicht.

Vielleicht hatte ich die richtige Sprache verloren.

Als wir schon auf dem Weg hätten sein müssen, begann Uta, ihre Sachen zu packen: Morgenmantel, Computer, Telefon, Hörbücher, Kopfhörer.

„Schatz, willst du umziehen?“

„Fick dich!“

Darauf lief es hinaus.

– 21 –

Das Krankenhaus ist ein riesiger Campus. Alte Backsteinbauten im viktorianischen Stil, gemischt mit High-Tech-Funktionalität, Schleusen und Rampen. In der Mitte des Campus wuchs ein Rosengarten. In den Beeten und auf den Wiesen zwischen den Häusern standen Statuen und Plastiken. Es fühlte sich gut an – für ein Krankenhaus.

Brustkrebsstation; hell, nett und gelassen. Eine Patientin, vielleicht Mitte fünfzig, saß im Morgenmantel in einem Sessel und las. Sie nickte Uta aufmunternd zu.

Das Zimmer für Uta war noch nicht fertig. Die Schwestern ließen sich nicht scheuchen. Sie waren lange genug dabei. Sie konnten mit Utas Panik umgehen; laute, derbe Scherze und die Bereitschaft, sofort an die Decke zu gehen.

Ich wollte bleiben, wollte helfen, wusste nicht, wie. Einfach nur da sein war zu anstrengend.

„Kannst du mir ein Sandwich besorgen?“

„Klar Schatz, gern.“

Der Krankenhausladen war voll. Verwaschene Bademäntel und fleckige Morgenmäntel, Verbände, Schienen, Infusionen. Weiß und Orange an den Wänden, Möbel in Birke-Furnier. Alles blitzblank. Die Sandwichs sahen gut aus, es gab vierunddreißig Sorten Schokolade.

Ich verstand das nicht: Nirgendwo wurde so viel geraucht wie auf den Raucherinseln in Krankenhäusern; bleiche Gesichter und weiße Verbände, eingefallene Wangen, röchelnde Lungen. Musste das sein? War das die letzte Form der Revolte, der Todesverachtung? Der Ersatz für Stalingrad und Verdun zusammen?

Komm, hebe ruhig die Decke auf. Sieh, dieser Klumpen Fett und faule Säfte, das war einst irgendeinem Mann groß und hieß auch Rausch und Heimat.

Gottfried Benn im Kopf zu haben war auch keine Hilfe.

Mit dem Sandwich in der Hand floh ich zurück zu Uta und von dort gleich weiter nach Hause: Die Mädchen mussten abgeholt werden!

Danke.

Der nächste Tag: Ich fuhr von der Arbeit früher nach Hause, holte die Mädchen aus Kindergarten und Hort ab: „Kommt, wir fahren Mama besuchen!“

Die Mädchen standen etwas verlegen an Utas Krankenbett. Vielleicht empfand ich es nur so. Alles in mir versuchte, die beiden zu behüten. Als könnte sie nur berühren, wovon sie ein klares Bild hatten. Und wenn sie es nicht denken können, hat Krankheit auch keine Chance.

Zwei Mädchen, aus dem gleichen genetischen Material – wer erträgt das ohne Panik? In meinem Kopf ging ich pausenlos alle möglichen Anti-Krebs-Diäten durch; *Krebszellen mögen keine Himbeeren.* Sie mögen auch keinen Paprika, keine Tomatensoße, kein Avocado-Öl. Vor allem mögen sie sich nicht an Regeln halten!

Uta versuchte es den Mädchen nett zu machen: „ ...dann wird hier eine Nadel reingestreckt, und da kommt ein kleines Ventil ran. Da kann man dann ganz einfach Blut abzapfen. Das Blut muss nämlich genau untersucht werden …"

Ich rutschte nervös hin und her.

„Meinst du nicht, das reicht?"

Ich wollte die Mädchen rausholen aus dieser Atmosphäre von fahrbaren Betten, Infusionsständern und Desinfektionsmitteln.

„Das müssen sie doch wissen", sagte Uta.

„Sie wissen schon zu viel über Krankheit und Tod", erwiderte ich. „Es sind Kinder."

Uta wurde sauer: „Du kannst die Kinder auch ganz vor mir verstecken!"

„Gesünder wäre das auf alle Fälle!"

Sätze wie Fäuste, voll auf die Zwölf!

Was soll auch sonst passieren, wenn zwei aufeinandertreffen, die beide Trost bräuchten, den der andere nicht geben kann?

Reden hilft auch nicht immer, hatte mein Vater gesagt.

Kluger Mann.

– 22 –

Ich wartete vor der Tür zum Operationssaal, während die Ärzte drin versuchten, den Krebs aus Uta zu schneiden. Ab und zu huschte ein Operationsteam oder eine Krankenschwester durch die Tür. Ich saß mit offenen Augen da und starrte in die Gesichter.

Was für ein Job ist das?

Es ist ein guter Job, dachte ich. Und ich wäre dankbar gewesen, im Team mit am OP-Tisch zu stehen, um etwas tun zu können. Ich fühlte mich so nutzlos. Ich war ein Schäfer, in dessen Herde die Wölfe wüteten; ich hatte keine Hunde, keine Waffe, nicht einmal einen Stock. Die Männer und Frauen, die in grünen Kitteln durch die Schleuse gingen, waren meine Verbündeten und meine Hoffnung.

Sie sahen mich nicht.

Ich sprang auf, als die Tür vom Operationssaal aufgestoßen wurde. Auf der Liege lag meine Frau. Narkotisiert. Operiert.

„Alles okay?“, fragte ich.

„Ich denke mal ja“, sagte die Schwester. „Helfen Sie mir?“

Der Fahrstuhl fuhr sieben Stockwerke nach unten.

Unter den Rasenflächen, den Gehwegen und Rabatten war das Klinikum von Gängen und Transportwegen durchzogen.

„Sie müssen gar nicht so sehr schieben", sagte die Schwester. „Das Bett rollt von selbst – sie müssen es nur führen. So ungefähr."

Ich führte das Bett mit Uta durch die endlosen neonhellen Kellergänge; zeitloses Atomgrün, blasse Gelbtöne.

Hades ging neben mir. Seine schlanke Gestalt warf einen scharfen Schatten. Er spielte mit dem schweren Silberring am kleinen Finger seiner linken Hand.

Du bist dir sicher, dass du sie wiederhaben willst? Seine Augen ruhten auf mir. Das ist nicht zynisch gemeint. Sie ist gut aufgehoben bei mir. Was immer noch kommen wird – sie hat es hinter sich. Überlege es dir genau.

Ich führte das Bett mit einer Hand. Die Leuchtstoffröhren summten und zirpten. Uta sah so schön aus in der Narkose, bleich, verträumt und weich. Die ganze Härte, von den letzten Jahren in ihre Züge gegraben, war verschwunden. Ich streichelte ihre zarten Wangen.

Es war nicht einfach, Hades in die Augen zu sehen. Es waren Augen, die alles wussten, ganz ohne den Trost der gutgemeinten Lüge.

Ich sah in ihnen, was kommen würde.

Gegen Hormone, Angst, Trauer, Wunden und vielleicht bald das Gift der Chemo – was hat die Liebe dagegenzuhalten?

Nichts.

Sie hat den Körper nicht mehr, um sich daran festzuhalten und zu wärmen.

Sie hat den Geist nicht mehr, denn der kreist um sich selbst auf der Jagd nach der Antwort. Die Frage dazu lautet: Warum ich?

Sie hat die stillen kleinen Momente des Gleichklangs am Abend eines erfüllten Tages nicht, denn es wird sie nicht mehr geben.

Ich weiß es, Hades, ich sehe es. Aber wenn sie das auch alles nicht mehr hat, dann hat sie doch immer noch die Menschlichkeit. Die Menschlichkeit, des anderen Kreuz mit zu tragen, so schwierig es auch wird. Wenn wir das nicht aushalten, dann führen wir ein Fast-Food-Leben; nur für den Appetit, nicht für die Seele; nur für das Jucken, nicht für den Körper.

Lass sie bitte gehen!

Ich habe nur gefragt, sagte Hades, nickte lächelnd und verschwand.

„Haben Sie was gesagt", fragte die Schwester. Ihre Gummisohlen quietschten auf dem Betonboden. „Manchmal klingt es hier unten komisch."

„Nichts", sagte ich. „Alles gut."

– 23 –

Utas unsterbliche erste Worte nach der Narkose: „Holst du mir ein Käse-Sandwich und ein Stück Kuchen?"

„Darfst du das schon essen?"

„Hol es einfach!"

Ich ging zum Platz der rauchenden Toten, kaufte ein Ciabatta mit Rucola, Tomate und Käse und einen Brownie.

Uta aß, spielte an ihren Narben, zupfte an den Drainageschläuchen.

Die Schwestern kamen immer wieder mal gucken, schüttelten die Köpfe.

„Wie geht es dir?" Ich saß mit gefalteten Händen.

„Super! Bauch rein, Brust ab! Hahaha! Machst du bitte ein Foto von den Narben?"

Blut nässte durch Mull, die Schnitte waren klar zu erkennen.

Die Kamera zitterte in meinen Händen.

Uta wurde sauer, als es mir nicht gelang, ein scharfes Foto zu schießen.

„Wofür brauchst du die", wollte ich wissen.

„Mach es einfach!", fauchte Uta.

Ich fotografierte noch mal.

Utas Lachen schepperte durch den Flur. Ihre Finger waren ständig in Bewegung, als hätte sie Angst, das Leben nicht festhalten zu können.

Am Abend war das erste Foto auf Facebook hochgeladen.

– 24 –

Vielleicht wird sich die Menschheit einmal in Wohlstand und selbstzufriedener Dummheit auflösen; sollte dieser Prozess aber auf den letzten Metern mit einer Krise einhergehen, werden wir überleben. Wir sind Meister der Krise!

Der Kühlschrank war voll, die Wäsche gewaschen. Die Mädchen waren versorgt. Martha und Lou kamen erstaunlich gut klar. Waren bei Freundinnen, luden Freundinnen ein, fühlten sich nicht allein. Ließen sich nichts anmerken. Telefonierten mit Mama, wann immer sie wollten.

Der Job musste gemacht werden. Dazwischen klingelte immer wieder das Telefon; Utas Nummer auf dem Display. Sie wollte nicht allein sein, wollte wissen, ob ich das Geld für die Putzfrau hingelegt hatte, ob die Kinder pünktlich abgeholt wurden. Sie wollte jetzt sofort Tagliatelle alla Chef von ihrem Lieblingsrestaurant Bonfini in der Münzstrasse.

Ich maulte, ich fluchte innerlich, aber ich konnte nicht Nein sagen. Ich machte mich auf den Weg, war im Stress, schaute nicht genau hin, fuhr beim Ausparken in einen verdammten Scheiß-Audi A6.

Noch bevor der andere Fahrer ausgestiegen war, stand ich schon neben seiner Tür und brüllte ihn in Grund und Boden. Ich bebte, die Knöchel meiner Fäuste waren weiß. Ich hätte so gern mal richtig zugehauen, Dampf abgelassen, alle Wut und Frustration irgendeinem zufälligen Opfer ins Gesicht geschlagen. Es gibt nichts, was so wütend macht wie Hilflosigkeit!

„Scheiße“, brüllte ich in die Stadt, „meine Frau liegt im Krankenhaus! Ihr sind gerade beide Brüste amputiert worden! Zu Hause warten die Kinder, und jetzt wird wegen dieser Scheiße hier auch noch das verfluchte Essen kalt!“

„Fahren Sie ins Krankenhaus!“, sagte der Mann. „Ich kümmere mich um die Bagatelle hier!“

„Bitte?“, brüllte ich.

„Kümmern Sie sich um Ihren Kram", sagte er noch mal. „Das hier ist nicht wichtig. Fahren Sie zu Ihrer Frau."

Ich spürte, wie der Druck aus mir wich. Meine Knie wurden weich.

„Danke!" Ich musste schlucken. „Danke."

Ich heulte auf dem ganzen Weg ins Klinikum.

– 25 –

Es gibt Männer, die ihre Frauen nicht einmal besuchen, erfuhr ich von der Stationsschwester. Es gibt Männer, die ihre Frauen nach einer Brustkrebsoperation nicht mehr ansehen.

„Toll, wie Sie da sind!"

Es gab vieles, was nicht zu verstehen war.

Uta fehlte.

– 26 –

„Ich halt das nicht aus, ich will das nicht mehr aushalten!"

Uta lag schluchzend in ihrem Bett. Sie zitterte, weinte, krümmte sich.

Mir fiel ein Stein vom Herzen; heul dich aus, Baby! So viel Trauer, so viel Schmerz, dass aller Wille zum Geplapper nicht mehr reicht, dass die Wut endlich explodiert! Und es gibt so viel zu beweinen: den Verlust der Mutter, den Verlust der Brüste, den Verlust all der Jahre.

Den Verlust des Glücks!

Ich saß still neben ihr, legte die Hand auf ihren Arm. Endlich konnte ich sitzen bleiben und Hand halten. Endlich fühlten sich ihr Bauch, ihre Arme wieder weich an. Endlich hatte der Panzer ein paar Risse bekommen und etwas Uta schien hindurch.

„Das wurde Zeit! Wer den Schmerz nicht annimmt, wer seine Gefühle verdrängt, der schafft es meistens nicht!“, sagte die Stationsschwester und nahm meine Hand dazu. „Ich darf das gar nicht sagen – aber den Kampf gegen den Krebs schafft die Medizin nicht allein. Der Mensch muss den Kampf gewinnen wollen. Wir waren auf der Station schon alle in Sorge um Ihre Frau. Wir kennen doch auch ihre süßen Mädchen!“

Ich nickte stumm.

– 27 –

Dr. Meinneke kam in blütenweißem Kittel zur Visite. Er betrieb nicht nur die Praxis am Kurfürstendammm, er operierte auch noch selbst. Die linke Seite war seine! Er zeigte sich zufrieden mit der Heilung. Die rechte Brust hatte er seiner Assistenzärztin überlassen.

„Ein Lymphsystem war leider schon befallen, das mussten wir rausnehmen“, sagte er. „Aber das ist nur zur Sicherheit. Es heißt eigentlich nichts. Wir schauen uns mal die Ergebnisse der nächsten Tage an.“

Ich begleitete Uta zu allen Folgeuntersuchungen. CT, Radio, Knochenmark – es gibt jede Menge Abkürzungen, die wie selbstverständlich durch die Flure des Klinikums hallen.

Ich lernte, dass OB die beste aller möglichen Antworten war: Ohne Befund! Sie hatten keine anderen Krebszellen im Körper gefunden; Lunge, Nieren, Blut, Knochen – alles sauber.

„Das können wir aber mal als gute Nachricht werten!", sagte Dr. Meinneke.

Er strahlte. Uta strahlte. Ich wusste nicht so ganz genau, was es hieß, strahlte aber mit.

Uta erklärte es mir: Ohne Befund hieß keine Strahlentherapie, keine harte radioaktive Strahlung auf potentielle Herde, die das Krebsgewebe, aber auch die umliegenden Zellen verbrennt und zu erhöhtem Krebsrisiko führt!

Das war zum ersten Mal seit Wochen eine wirklich gute Nachricht!

Wenn die Narben verheilt waren, sollte die Chemotherapie beginnen.

Die Entlassung am Tag darauf.

– 28 –

Das war das Tempo der Industrie: rein, zack ab, zack raus!

Uta war wieder zu Hause. Alles war wie immer und doch völlig anders. Die Mädchen stürmten das Hochbett, das Uta als Krankenlager nutzte. Sie lagen ein paar Minuten bei ihr, waren wieder weg. Sie hatten Kinderdinge zu tun.

Die halb ausgepackte Krankenhaustasche, Packungen mit Medikamenten und Wundpflaster, Bademantel und Handtücher waren quer durch die ganze Wohnung auf dem Boden verteilt. Über den Rand des Hochbettes leuchtete der Apfel des aufgeklappten Rechners.

Homo digitalis: Ich bin, also bin ich online.

In Utas Brustnarben steckten Drainageschläuche, um die Wundflüssigkeit aus den Narben abzuleiten. Die Sammelflaschen für die Wundflüssigkeit packte Uta in zwei bunte Umhängetaschen, die ihr links und rechts von den Schultern hingen, wenn sie unterwegs war.

Uta war zu schnell für mich.

Sie bat mich zu sich auf ihr Hochbett, legte ihren Oberkörper frei, führte Wunden, Wundflüssigkeit und Narben vor. Sie zeigte jedes blutige Detail ihrer Operation und erklärte: „Am besten, du schaust dir alles genau an, dann kannst du besser erkennen, wo es wehtut und wo nicht. Du darfst meine Narben streicheln und küssen und auch sonst fast überall – aber unter den Armen tut es weh – da musst du ganz vorsichtig sein, da habe ich auch Angst vor Berührungen – Angst davor, dass es wehtun könnte ..."

Mir stellten sich die Nackenhaare auf.

Blutige Narben streicheln und küssen?

Ich sah ein Schlachtfeld: aufgeschnittene Haut, durchtrennte Muskeln, abgetragenes Gewebe. Haut, die plötzlich viel zu groß geworden war. Blut sickerte durch die Wundpflaster, wo einmal Utas kleine Brüste gewesen waren.

Keine Brustwarzen mehr. Ich vermisste sie so. Ich vermisste die heile Welt; zum ersten Mal wurde ich so mit der neuen Wirklichkeit konfrontiert.

Ich wollte nicht alles ganz genau sehen.

Ich wusste nicht, wie ich damit umgehen sollte.

Natürlich war mir klar, dass Uta von ihrer eigenen Angst vor sich her gejagt wurde. Sie wollte sicher sein, als Frau weiter begehrenswert zu bleiben.

So eine Sicherheit gibt es nicht.

Sind wir uns wirklich sicher, außer wenn uns Hormone und Adrenalin gerade in andere Sphären tragen?

Ich jedenfalls war es nicht.

Unser Sex war immer ein kleines Wunder an Vertrauen, Offenheit und Spielfreude gewesen. Und wenn wir unserer Sprache nicht mehr vertrauen konnten, wenn der Alltag uns Barrieren gebaut hatte, waren wir nachts blind und stumm zueinander gekrochen. Uta war das Geschenk des Eros' an mich, für meine Hände, meine Lippen, meine Augen, meine Zunge, meinen Schwanz.

Wie viele offene Wunden verträgt die Erotik, um erotisch zu bleiben?

Kann man sich mit aufgerichtetem Schwanz über jemanden hermachen, der den ganzen Tag stöhnt und leidet?

Wo geht der Sex hin, wenn der Körper sich auflöst?

Kann man Erinnerungen an gute Zeiten vögeln?

War ich in dieser Zeit überhaupt noch ein Mann?

Oder war ich nur noch eine Funktionserfüllungseinrichtung mit Stehpinkel-Anlage?

23.4.

Ich zog mich heute Abend aus – Hendrick saß neben mir –, schaute an mir runter und dachte: upps – da fehlt doch was. Aber es war nicht so schlimm – ich musste eher darüber lachen. Und mich dann vielleicht ein wenig an den neuen Anblick gewöhnen.

Heute habe ich Hendrick ein wenig genötigt, mal genau hinzusehen. Das zu tun, was ich ihm vorletzte Nacht ans Herz gelegt hatte ...

Krebs ist wie Kalter Krieg, der Feind weitestgehend unsichtbar, der Frontverlauf unklar. Provozierende Heiterkeit wechselte sich mit Zusammenbrüchen ab.

Mit wie wenig Gegenwart kommt man aus, ohne sich aufzulösen?

Wie geht es weiter?

24.4.

Ich habe eine Scheißnacht gehabt. Die Wundflüssigkeit suppt an der Seite raus. Als ich heute Morgen Hendrick verzweifelt rief, hat der sauer reagiert. Ich war verzweifelt und er wurde immer unumgänglicher. Ich weiß nicht mehr ein noch aus mit Hendrick und genieße es, wenn er nicht da ist!

Ich habe Sehnsucht nach einem Tag, an dem ich nicht an den Krebs denken muss, an dem ich keine Arzttermine habe, keine Hindernisse (Drainage), keine Schmerzen ...

Dann könnte ich langsam mal anfangen, Mamis Tod zu verstehen.

–29 –

Von allen Dingen in dieser Zeit hasste ich das Hochbett am meisten. Es war der Zerstörer jeder analogen Kommunikation. Es war die Bett gewordene Distanz zur Familie. Uta rief herunter. Die Mädchen und ich riefen hinauf. Man konnte sich Uta nur über eine kleine Treppe nähern, um dann zu ihren Füßen anzukommen. Es war ein demonstrativer Leidensplatz ohne Frischluft, mit leeren Getränkedosen, Knabberzeug und überquellendem Aschenbecher. Beherrscht vom ewig surrenden Rechner und dem Geruch von kaltem Rauch.

Uta hatte das Hochbett zur Kommandozentrale ihres Feldzuges gegen den Brustkrebs ausgebaut. Über ihren Facebook Account begann Sie mit der ganzen Welt zu sprechen:

- unter beiden Armen sind Drainageschläuche, aus denen die Wundflüssigkeit fließt …

- links (inkl. Lymphknotenentfernung): unter dem Arm zieht es sehr, es fließt viel Wundflüssigkeit (ca. 200 ml/Tag) … Teilweise habe ich den Eindruck, dass die Flüssigkeit sich staut, weil sie nicht schnell genug abfließen kann …

- Morgens drückt es extrem unter der Narbe … ich kann den Arm ungefähr 30 Grad anheben

- rechts (ohne Lymphknotenentfernung): ca. 40 ml Wundflüssigkeit / Tag … ich kann den Arm ca. 80 Grad anheben … Ein wenig drückt es unter dem Arm.

Uta versteckte nichts, zeigte ihre Verwundungen, ihren verstümmelten Oberkörper, ihren Schmerz. Bekam Freundschaftsanfragen von Unbekannten, Schicksalsschwesteranfragen.

Heute Morgen ohne Schmerzen aufgewacht.
23 Freunde liken das.

– 30 –

Der Mai war schon Sommer, in den Platanen der Kollwitzstrasse grölten die Vögel, die Straße verwandelte sich ab Mittag in ein riesiges Café, die Drainageschläuche waren gezogen, die Narben verheilt.

Auch Uta verwandelte sich – von Tag zu Tag wurde sie mehr zu ihrer Mutter. Hatte alles über Krebs von ihr gelernt. Und jetzt, wo Mami tot war, war ihr Geist die ganze Zeit bei Uta. Sie wusste, was in der Krankheitsgeschichte als Nächstes kam. Sprach nicht von sich, sondern von Mami. Litt an zukünftigen Chemoschmerzen, bereitete sich auf ein Leben in Siechtum vor. Sie wollte die Familie von ihrem Feldherrenhügel, ihrem Hochbett aus, befehligen.

Kranksein hieß noch lange nicht, ohne Macht zu sein.

- „Lou, kannst du mir bitte mal Wasser bringen …"

- „Martha, Martha! Ich brauche einen Kuss …"

- „Hendrick. Hendrick! Hörst du nicht, wenn ich dich rufe? Bist du taub?"

Ihre Kommandos hallten durch die Wohnung.

Die Mädchen und ich, wir waren ständig auf dem Sprung.

Vielleicht war es eine Form von Vorwärtsverteidigung.

Vielleicht war es ihre Form von Trauer.

Sicher war es Verzweiflung.

Ganz sicher wiederholte Uta in Stücken das Leben ihrer Mutter.

Ich konnte die Rolle ihres Vaters nicht übernehmen. Als bei Utas Mutter der Krebs zuschlug, waren die Kinder schon aus dem Haus. Ihr Vater konnte jeden Moment mit seiner Frau teilen.

Ich konnte das nicht.

Ich wollte es auch nicht.

21.5.

Warum muss ich eigentlich immer alles diskutieren? Hendrick fragt mich, ob er die Vorhänge aufmachen soll – ich sage „Nein, sonst sieht mich jeder." – Hendrick sagt, dass mich keiner sieht, und ist beleidigt, weil ich den Vorhang nicht offen haben will. Es muss doch reichen, wenn ich sage „Nein". Ich muss das doch nicht begründen. Und er muss doch meine Meinung akzeptieren. Es ist mein Zimmer, mein Leben, meine Meinung.

– 31 –

Der Mittelpunkt meines Lebens waren unsere Mädchen geworden. Ich wollte ihnen so viel Unbeschwertheit wie möglich erhalten. Sie waren noch klein, aber sie waren nicht doof; Oma war an Brustkrebs gestorben, Mama hatte Brustkrebs, und sie würden eines Tages auch Brüste bekommen. Ich wollte ihr Immunsystem so stark wie möglich. Ich wollte sie wachsam und durchtrainiert.

Sie wollten nicht so viel Gemüse und Dinkel. Sie wollten nicht auf Pizza verzichten.

Vielleicht wollte ich zu viel.

Mein Liebesdienst an Uta hieß: Für dich kann ich im Moment nicht wirklich etwas tun. Aber ich werde dafür sorgen, dass es den Mädchen an nichts mangelt – nicht an Spaß, nicht an Aufmerksamkeit, nicht an Führung - nur an dir!

Du kannst dich auf mich verlassen!

Es krachte zwischen Uta und mir.

Sie schrie vom Hochbett runter.

„Du hältst die Mädchen von mir fern!"

Ich schrie hinauf. „Mach ich gar nicht!"

„Du willst nicht, dass sie nachts bei mir schlafen!"

„Ich will nicht, dass sie am Morgen nach Zigaretten riechen!"

„Willst du mir jetzt noch das Rauchen verbieten?"

„Hättest du nicht schon lange damit aufhören sollen?"

23.5.

Gestern habe ich bis 11.30 Uhr geschlafen. Mit vielen Unterbrechungen. Als ich aufstehen wollte, hing mein Kreislauf durch. Ich legte mich wieder hin. Dann kam Hendrick und schimpfte mit mir, dass es schon halb 12 sei und ich noch im Bett liege ... aber ich konnte doch nicht. Scheiße!

Mein Kopf tat mir extrem weh. Zuerst war es ein normaler fetter Kopfschmerz, dann kam ein Drücken hinzu. Dann eine Tastsensibilität und dann stellte ich fest, dass es daran lag, dass mir die Haare ausfielen ... na klar! Gott sein Dank kam gleich Anke mit dem Rasierer. Nun sind die Haare alle weg. Kurz vorher waren wir noch Hüte kaufen!

Außerdem will ich mir ein Hennatattoo auf den Kopf malen lassen.

Und dazu habe ich die Idee für ein neues Tattoo: Es soll vom Bauchnabel zwischen den – äh – Brüsten hoch bis zum Schlüsselbein gehen: eine Amazone in Siegerpose mit Drachen in der erhobenen Hand. Hendricks Herz auf der linken Brust, eine fliegende Elfe, die den Drachen anpeilt, verdeckt die andere Brust und der Schritt besteht aus einem Hibiskusrock. In der linken Hand Pfeil und Bogen. Geil!

– 32 –

Krankheit ist kein Teppich, unter den man seine Konflikte kehren kann. Streit frisst Energie.

„Was machen wir?“

„Wir rufen Ulf an!“

Ulf war unser Familientherapeut. Ein Bär von einem Mann, in sich ruhend, Mitte vierzig, mit freundlich glänzender Glatze. Der ideale Führer durch das Minenfeld des Lebens.

„Ulf, ich kann nicht mehr!“ Ich legte die offenen Hände auf den Tisch. „Der Job in der Agentur, zwei Kinder und Utas Krankheit als Mittelpunkt. Was ist schon mein Stress gegen Krebs? Was ist schon meine Hilflosigkeit gegen

Krebs? Was ist schon Nichtkrebs gegen Krebs? Alles nicht der Rede wert. Krebs schlägt alles."

Ich kroch auf dem Zahnfleisch. Aber hatte ich ein Recht, mich zu beschweren? Hatte ich nicht – ich war ja gesund! Utas Forderungen waren Forderungen an andere. Forderungen an sich selbst? Fehlanzeige – sie ist krank! Sie hat Krebs. Alle anderen haben es gut!

Das stimmte. Aber es war nur meine Sicht der Wahrheit.

„Musste ich mich damit abfinden?"

„Du musst dich mit gar nichts abfinden", sagte Ulf.

Uta sah das anders: „Hab ich ihm nicht die ganze Zeit den Rücken freigehalten? Verlange ich zu viel?"

Uta wollte ein klares Nein hören – von Ulf, von mir.

„Du verlangst unglaublich viel!", sagte ich.

Damit wollte Uta sich nicht abfinden.

„Erst mal müsst ihr euch mit gar nichts abfinden", sagte Ulf. „Aber ihr müsst euch entscheiden. Auch Waffenstillstand ist eine Entscheidung.

Zweitens seid ihr unglaublich. Und das Verwunderlichste ist, dass es mit euch immer auch lustig ist!"

Das vergaßen wir manchmal: Wir lachten noch.

Selten.

Aber wenn wir lachten, dann noch immer aus der Mitte des Bauches heraus. Wenn wir lachten, dann waren wir uns einig, dass Leben eine komische Sache ist!

„Vergesst das mit dem Paar und den Erwartungen", sagte Ulf. „Das ist nicht die romantischste Phase eurer Beziehung. Uta muss ihre Chemo machen, Hendrick den Rest.
So einfach ist das."

So einfach ist es nicht. Wenn das Schicksal blind und blöd zuschlägt – was hat die Liebe dagegenzuhalten?

Nichts.

Sie hat den Körper nicht mehr, um sich daran festzuhalten und zu wärmen. Sie hat den Geist nicht mehr, denn der kreist um sich selbst auf der Jagd nach der Antwort. Die Frage dazu lautet: Warum ich?

Sie hat die stillen kleinen Momente des Gleichklangs am Abend eines erfüllten Tages nicht, denn es wird sie nicht mehr geben.

Aber wenn sie das alles nicht mehr hat, dann hat sie immer noch die Entscheidung des Einzelnen als Mensch: abhauen oder wachsen. Zum Hahn werden oder Ei bleiben.

Ich entschied mich für den Hahn.

Brust breit machen und das Herz so weit aufreißen, wie es die Umstände zulassen. Geben, was da ist!

Alles. Aber ohne sich Illusionen hinzugeben:
Am Ende legen die Hühner Eier und
der Hahn gibt eine gute Brühe!

Nach dem Gespräch mit uns ging Ulf mit den Kindern Eis essen. Die Kinder mochten ihn. Weil er Probleme lösen konnte und weil bei Martha in der Schule gerade Streitschlichtung das Thema war.

„Gute Kinder“, bestätigte Ulf zwei Stunden später. „Wach, voller Wut, voller Trauer, voller Vertrauen. Große Klappen, beide!“

Das sahen wir genauso.

April, abends:

Termin mit Ulf. Er wird sich erst mal um die Kinder und Hendrick kümmern. Hendrick fragt, ob er sich jetzt damit abfinden muss, eine chronisch kranke Frau an der Seite zu haben. Er sagt, damit hat er ein großes Problem. Er muss seine Bedürfnisse seit Jahren zurückstellen, und jedes angefangene Buch wird nix, da ich es mit irgendeiner Krankheit oder Marotte plattmache oder ihm die Zeit stehle. Ihm fehlt jemand, der ihm den Rücken stärkt.

Habe ich ihm nicht lange Zeit den Rücken freigehalten? Verlange ich zu viel? Warum werde ich immer krank? Bin ich die Verursacherin? Will ich mich nur in den Vordergrund drängen? Ich habe es nie angestrebt, krank zu sein. Es ist irgendwie nicht fair, mir das immer wieder vorzuwerfen.

Ich habe Hendrick gebeten, mir schnellstmöglich Bescheid zu sagen, ob er damit klarkommen kann. Ansonsten werde ich die Chemo stationär machen!

Vielleicht will er ja aussteigen?

– 33 –

Ende April hatten wir einen Termin bei der Apothekerin, die das Chemo-Präparat für Uta mischte, im Beratungsraum eines pharmazeutischen Labors. Drei Klappstühle auf sechs Quadratmeter, ein wackliger Tisch, ein paar alte, abgegriffene Zeitschriften. Es roch nach Lösungsmitteln und Stickstoff.

Die Apothekerin arbeitete ihren Fragebogen durch.

Es gab eine Pflichtbelehrung – Chemo kann Krebs

verursachen und tödlich sein. Das ist das Prinzip der Chemo; einen Teil des Körper so zu vergiften, dass die intelligenten, bösen, renitenten Krebszellen sterben. Die Faustregel lautet: je schlimmer die Nebenwirkungen, desto wirksamer die Therapie.

Wenn man Krebs einmal als Phänomen betrachtet: Ist es nicht faszinierend? Einzelne Zellen scheren aus dem großen Plan aus, wollen nicht sterben, organisieren sich ein eigenes, letztlich ihre Umwelt zerstörendes Überleben.

Ist das nicht wie eine Metapher für die ganze Menschheit? Ist Selbstvernichtung eine menschliche Option, weil Krebs ein Teil von uns ist?

Ist Krebs ein Teil von uns geworden, weil wir auch im Großen unsere Selbstvernichtung betreiben? Ist es deshalb die Seuche unserer Zeit?

64.000 Frauen erkranken allein in Deutschland jährlich an Brustkrebs. Krebs wird Herz-Kreislauf in den nächsten Jahren als häufigste Todesursache ablösen.

Weil wir so alt werden!

Sollten wir nicht so alt werden?

Sind wir die Krebszellen?

Seltsame Gedanken, ausgelöst vom Krebs. Eigentlich sollte man sein ganzes Leben danach ändern. Aber in Optionen denkt nur, wer es sich leisten kann.

Uta nicht.

Uta dachte ans Überleben und ihre Familie: Opa, Tanten, Mutter, sie – alle waren an Krebs erkrankt und gestorben. Ihre Gedanken kreisten um das Thema Schuld und Unschuld, den Kampf gegen den Familienfluch:

ICH HABE MIR DOCH NICHTS ZUSCHULDEN KOMMEN LASSEN!

Doch Schicksal braucht keine Begründung.

Die Chemo wurde folgendermaßen durchgeführt: drei Infusionen, je eine alle drei Wochen, die sich aus Fluorouracil, Epirubicin und Cyclophosphamid (kurz FEC) zusammensetzt. Bekannte Nebenwirkungen: Übelkeit, Schwäche, Erbrechen ...

Dann alle drei Wochen dreimal eine Monotherapie mit Paclitaxel.

Uta lachte und winkte ab, als die Apothekerin die Wirkstoffe aufzählt. Kannte sie alles von ihrer Mutter. Es waren die gleichen Medikamente – in zwanzig Jahren hat sich nichts verändert!

„Es hat sich seit zwanzig Jahren nichts getan?“, fragte ich fassungslos. „Hallo, ist da draußen jemand? Forscht da jemand?“

– 34 –

Krebs ist eine geheime Volkskrankheit. Jeder hat eine Meinung dazu. Jeder weiß, was wirklich helfen würde. Bleibt die bohrende Frage: Ist die Chemo-Therapie das Richtige? Sollte sie es doch mit einer Resonanz-Entgiftungs-Karma-Engeltherapie versuchen?

Ist Öl-Eiweiß besser als Chemie?

Helfen Vitamine und Visualisierungen gegen Metastasen?

Der Markt war voller Spezialisten, Hoffnungsverkäufer, Klugscheißer und Auraheiler. Voll von Angeboten, die weit über die Möglichkeiten der Schulmedizin hinausgingen.

Auf Google: 314.000 Suchergebnisse in 0,33sec.

Alles Nonsens oder doch nicht?

Was wusste die Schulmedizin überhaupt?

Was verschwieg sie?

Konnte man sich gesund wünschen?

Patienten mit OP, Chemo und Strahlentherapie starben. Heilpraktiker hatten erstaunliche Erfolge, sagten die Heilpraktiker. Was war dran an der Neuen Germanischen Medizin? Im Netz war das eine große Nummer!

Aber Belege für die Wirksamkeit gab es nicht!

Ich rief einen alten Freund an.

Dr. Paul ist Arzt der chinesischen Medizin und promovierter Internist. Ich hatte ihn vor vielen Jahren mit chronischen Halsschmerzen aufgesucht und als entspannten Pragmatiker kennen gelernt: „Junge Männer tragen ihre Konflikte oft über die Schleimhäute aus."

Für Dr. Paul gab es keinen ideologischen Unterschied zwischen Penicillin und chinesischen Heilpilzen.

Der Satz kurierte mich. Der Tee war auch okay.

Ich hatte ihn seit fünfzehn Jahren nicht mehr gesehen. Paul zog aus Berlin weg, um eine Chefarztstelle in der Eifel zu übernehmen.

Die Beziehung driftete auseinander, der Kontakt ging verloren. Aber jetzt wurde Freundschaft gebraucht, egal wie alt oder ruhend sie war.

Ich erzählte am Telefon kurz die Geschichte unserer Liebe, unserer Kinder und des großen Unglücks, das Uta nun widerfahren war.

Manchmal wird etwas durch die Distanz wieder so einfach, lässt es sich auf ganz einfache Worte bringen – große Liebe, großes Unglück.

Mir liefen die Augen über: „Tun wir, tut Uta das Richtige?"

„Operation, Chemo", sagte Paul, „alles richtig! Entscheidend ist, wie es danach weitergeht. Aber das ist jetzt noch nicht der Zeitpunkt, darüber zu sprechen. Zu viel Zukunft versaut die Konzentration auf die Gegenwart. Die Therapie braucht die ganze Aufmerksamkeit. Wenn es losgeht, ruf mich an", bat Paul. „Und noch was: Wenn ihr in Liebe seid, ist Gott mit euch. Gott ist Liebe!"

Man kann es drehen, wie man will: Krebs ist immer auch eine Glaubensfrage.

– 35 –

Am 5. Mai musste Uta wieder unters Messser; am Schlüsselbein wurde ein kleines Ventil eingesetzt, durch das die Chemosubstanzen in den Körper fließen sollten – der Port. Es sah brutal aus. Aber es war ein Teil des Rettungsplanes.

Uta erklärte es den Kindern: „Hier unter der Narbe, das harte Ding, ist wie ein Trojanisches Pferd. Durch das kommen die Krieger ins Blut, die dann im Körper den Krebs bekämpfen. Der Körper wird keine Zeit mehr haben, sich um so was Unwichtiges wie Haare zu kümmern. Jede Infusion bringt eine neue Ladung Kämpfer und hilft dem Körper, den Kampf zu gewinnen!"

„Mutige Krieger!", riefen die Mädchen. „Angriff!"

Sie waren ganz sicher, dass die Krieger siegen würden.

Ich begleitete Uta zur zweiten Chemo.

Die erste hatte es gleich nach der Port-OP in der Klinik gegeben. Uta hatte sich entschieden, sich alle weiteren Chemos ambulant in der Praxis von Dr. Meinneke geben zu lassen. Sie war mit einem Sandwich ausgestattet – der Hunger setzte immer auf der Fahrt zur Praxis ein – und sie war total nervös. Wusste, was auf sie zukam. Kannte es von ihrer Mutter: Schwindelgefühl, Kopfschmerzen bis zu Migräne, Übelkeit, Gliederschmerzen.

„Gut, Sie wieder zu sehen!" Die Empfangsschwestern vergaßen nicht.

Zwei Tage in der Woche war die Praxis von Dr. Meinneke nur für Chemo geöffnet!

Im Gang und im hinteren Bereich erinnerte die Praxis eher an ein Lazarett. Überall saßen und lagen Frauen, hingen am Tropf. Junge Frauen, ältere Frauen, Mädchen. Alle verwundet im Kampf mit dem Krebs! Und diesen Kampf führten die Frauen überwiegend alleine.

Wo waren die Männer?

Ich war der Einzige hier.

Uta wütete: Es waren nicht genug bequeme Plätze da. Der Terminplan wurde nicht eingehalten, sie musste warten.

Der Ton der Schwestern gefiel ihr nicht! Sie fühlte sich von einer Mitpatientin belächelt!

Die Praxismitarbeiterinnen ließen Utas Ausfälle stoisch über sich ergehen. Sie hatten schon viel gesehen. Schauten sich an und gaben sich Zeichen. Waren sehr liebenswürdig zu mir.

29.5.

Gestern wieder eine Ladung Krieger bekommen. Nun ist mir erst mal schlecht. Heute ging mir der Begriff „Chemoschwester" durch den Kopf. Nicole, eine Krebs-Freundin, hatte ihn benutzt, als wir über die Pickelbildung durch die Chemo sprachen. Erst störte mich der Begriff – ich wollte nicht in so eine „Community" geraten. Nun saß ich gestern in der Praxis im „Chemoraum". 4 Frauen hingen an unterschiedlichen Flaschen. 2 hatten Haare, 2 keine. Die jüngste – ca. 30 – grinste mich an, 2 lasen und die andere schmunzelte mir aufmunternd zu: Das Eis war gebrochen. Eigentlich wollte ich schlafen und hatte mir auch ganz fest vorgenommen, nicht so viel zu quatschen, da ich bei mir bleiben soll ...

Aber: Wir tauschten uns die ganze Zeit aus. Die Jüngste blieb die ganze Zeit, die anderen gingen, neue kamen. Alle waren sehr aufgeschlossen und erzählten von ihren Therapien und den Nebenwirkungen. Das tat gut. So konnte ich Nebenwirkungen bei mir gleich einordnen und Vorkehrungen treffen. Tja – das sind also „Chemoschwestern". Nun verstehe ich das. Es gibt zwei – zwar zeitlich begrenzte, aber sehr intensive – Gemeinsamkeiten: der Krebs selbst und die Chemo.

– 36 –

Die chinesische Medizin kennt Mittel, um die Nebenwirkungen der Chemo zu mildern, aber Uta wollte nichts davon wissen. Sie wollte nicht mit Paul sprechen. Und auch mit niemand anderem, der nicht ganz genau auf der Therapielinie lag. Kein neuer Arzt, keine neue Meinung.

„Wenn ich damit anfange, drehe ich durch!"

Für Alternativen war ich hier zuständig.

„Das ist keine neue Therapie. Es steht auch nicht in Konkurrenz zur Schulmedizin", erklärte ich ihr Pauls Angebot. „Es lindert einfach etwas das Leiden."

Uta akzeptierte das Angebot – wenn es bei ihrer Mutter auch anders gelaufen war!

Dr. Paul und Uta skypten zwei Stunden miteinander.

„Zeig mir deine Pupille!"

„Wie sieht es mit den Nieren aus?"

„Hast du Appetit und wenn ja, worauf?"

Dr. Paul stellte seine Diagnose, schickte Rezepte und Adressen von spezialisierten Apotheken.

Ich war dankbar für jedes Wort, das er mit Uta sprach.

Die chinesischen Kräuterpillen brauchten drei Tage, dann klangen die schlimmsten Kopfschmerzen ab.

Mit einem bestätigenden Kopfnicken zeigte Uta die Verbesserung an!

Ich fühlte mich großartig und nützlich!

Utas Haut sah aus wie Porzellan.

Diesen schimmernden Teint verleiht Ihnen Cortison! Das freundliche Steroidhormon Ihres Vertrauens!

Die Haare fielen aus. Das ging ganz schnell. Erst einzeln, dann büschelweise. Jede einzelne Haarwurzel schmerzt. Das war ein gutes Zeichen.

Faustregel: Nebenwirkungen schlimm, Präparat gut!

Eine Freundin kam bei uns vorbei und schor Uta den Kopf.

Bleiche Haut, eingesunkene Augen, Glatze; deutlicher ging es nicht mehr: Krebs! Krebs! Krebs! Mit Blaulicht und mit Tröte.

5.6.

Was man in der Chemo den ganzen Tag so zu tun hat.

Eigentlich habe ich ja Zeit ... denkt man sich so. Teile der normalen Aufgaben – Kids und Haushalt – werden unterstützt durch eine Haushaltshilfe (2 x die Woche 3 Std.) und eine wunderbare Julia (2 x die Woche ca. 3 Std. für die Kids). Dies wird von der Krankenkasse auch unterstützt.

Aber: Alle anderen Aufgaben fallen mir 10 x so schwer, wie sonst. Ich kann nur noch eine Sache gleichzeitig machen (vorher 4 Sachen gleichzeitig), mein Gehirn ist auf Affenniveau, permanent tauchen kleine Probleme auf, die aus den Nebenwirkungen resultieren: Da stehe ich unter der Dusche und merke, dass ich mein normales Duschzeug nicht vertrage, die Zahnpasta geht gar nicht mehr,

die Haare fallen aus, der Kopf tut weh, die Narben ziehen, die Lymphen drücken, der
Geschmackssinn verändert sich fast stündlich, Hungergefühl ist da, aber kein Appetit, ich bin müde, kann aber nicht schlafen, Konzentration liegt mir fern und dauernd Arztbesuche ... da geht der Tag schnell rum, und man hat nichts geschafft, außer dass man einen weiteren Chemotag abhaken kann. Dazu ärgere ich mich über meine Kraftlosigkeit (Einkaufstüten können echt schwer sein), und Sorgen und Nöte sind ja auch noch da.

Also: Alles in allem ist es doch ein echter Kraftakt –
aber eines tut echt gut:

ICH HABE KEINE ANGST!

Und je eindeutiger ihr Zustand wurde, desto weniger wollte Uta sich verstecken. Die grauenhaften Krebshüte, die wir zur Vorbereitung auf die Chemo gekauft hatten, blieben zum Glück unbenutzt. Uta ließ sich von einer Künstlerin aus Friedrichshain, die sie über Facebook kennen gelernt hatte, ein großflächiges Henna-Tattoo auf den Kopf malen.

Die Mädchen fanden es super.

Uta fotografierte sich – mit Glatze, mit Narben, mit Henna-Tattoo.

Stellte die Bilder ins Netz, wo schon die Operations- und Chemobilder zu sehen waren.

67 Freunden liken die Fotos!

Täglich kamen neue Freundschaftsanfragen.

Martha wurde in der Schule angesprochen. „Was ist denn mit deiner Mama los?“

„Die hat sich die Brüste wegmachen lassen – wegen des Krebses“, sagte Martha und stand das durch.

– 38 –

Uta hatte Hunger. Sie aß ein Schweinekotelett nach dem anderen.

Ich rief bei Paul an: „Sie isst ein fettes Schweinekotelett nach dem anderen – sie sollte doch Gemüse und Rohkost essen!“

„Das ist gut“, sagte Paul. „Fett bindet den Schmerz, sagen die Chinesen!“

Uta lag stöhnend auf ihrem Hochbett und rauchte einen Joint nach dem anderen.

Ich rief Paul an. „Sie kifft wie ein Jamaikaner!“

„Lass sie rauchen“, sagte Paul. „Hauptsache es geht ihr besser!“

„Sie ist unausstehlich“, sagte ich. „Nur Wut, nur Zorn.“

„Uta hat allen Grund, wütend zu sein“, sagte Paul. „Brat ihr ein Kotelett, bau ihr eine Tüte. Halte es aus. Mehr kannst du nicht tun!“

Mehr konnte ich nicht tun.

Es gab Tage, da sah Uta aus wie ihre Mutter in den letzten Wochen. Da lagen die Augen so tief, waren von solch bodenlosem Schwarz, dass die ganz Welt hineinfallen konnte, ohne sie auszufüllen. Es waren Tage, die mir die Kehle zuschnürten.

Tage, an denen die chinesischen Wunderkräuter nicht mehr halfen und die jamaikanischen auch nicht mehr. Dann ging ich in den nahe gelegenen Park schwarzes, öliges Dope kaufen.

Infusion und Blutwertbestimmung wechselten sich ab. Die Chemo wirkte. Der Schmerz war ein Dauerzustand, die Stimmung wechselte stündlich; hysterisches Gekicher am Telefon, totale vergiftete Niedergeschlagenheit. Dann brüllte es aus dem Hochbett: „Warum ich? Was habe ich euch getan? War ich jemals zu jemandem gemein? Was soll die verfickte Scheiße!"

Die Blutwerte waren im Toleranzbereich – mal ein Ausschlag nach oben, mal einer nach unten, aber nichts, was zum Abbruch der Therapie führen musste. Jeder gute Blutwert war ein Grund zum Feiern.

Feiern hatten wir verlernt.

Dicke Joints und stundenlange Flüche, heiß und kalt. Augenbrauen, Schamhaare, Wimpern, Kopfhaare – alles weg.

Uta dokumentierte weiter akribisch ihr Leiden auf Facebook; jeden Tag ein Foto, jeden Tag eine kurze Notiz:

Habe meinen drei letzten Wimpern Namen gegeben.

184 Freunden gefiel das.

Leidensgenossinnen, Chemoschwestern. Viele Frauen litten und waren allein damit. Sie fanden im Netz zueinander. Sie sprachen eine Sprache. Sie wussten, was es bedeutet. Sie konnten einander umarmen.

Schmerz und Elend steigerten sich von Infusion zu Infusion.

Der Port wurde gespült, die Beutel angehängt. Der eine Saft sah aus wie Campari, der andere wie das Ende der Welt. Uta ließ es in sich hineinlaufen, wie ein Berserker seinen letzten Met nahm – mit Verachtung und dem Willen, danach sofort ein Kloster einzuäschern.

In Uta tobte ein kranker Dämon. Sie wütete, war voller Zorn gegen alles und jeden; die Menschen nachts auf der Straße, weil sie Musik hörten, lachten, sich laut mit Namen riefen.

Die Vitalität war wie Hohn für eine Kranke, die Schmerzen litt..

Die Menschen tags auf der Straße; die Autofahrer, die Fahrradfahrer, die Fußgänger, weil sie ein Ziel haben, einen Job, eine Aussicht,

keine Schmerzen.

Das Entsetzen der Diagnose, die Frage nach dem Schicksal und der eigenen Schuld, die Angst vor dem Tod, die Angst vor dem Leben, der Wille, es allen zu zeigen, der Zweifel am Frausein, das alles feierte in Uta eine schwarze Orgie.

War das zu verstehen?

War es.

Schon die ganze Geschichte an sich war nicht zum Aushalten. Sich von seiner an Brustkrebs sterbenden Mutter zu verabschieden und schon den eigenen OP-Termin zu kennen. Die Trauer um die gestorbene Mutter mit einer

Chemo verarbeiten zu müssen. Zu wissen, dass der Krebs auch zum Erbe der Frau gehörte, die man am meisten liebte und vermisste.

Was hat die Liebe dagegenzuhalten?

Nichts.

Sie hat den Körper nicht mehr, um sich daran festzuhalten und zu wärmen.

Sie hat den Geist nicht mehr, denn der kreist um sich selbst auf der Jagd nach der Antwort. Die Frage dazu lautet: Warum ich?

Sie hat die stillen kleinen Momente des Gleichklangs am Abend eines erfüllten Tages nicht, denn es wird sie nicht mehr geben. Aber wenn sie das alles nicht mehr hat, dann hat sie immer noch die Kraft, sich zurückzunehmen.

Denn ist es nicht das Wesen der Liebe, dass sie sich zurücknehmen kann für den geliebten Menschen? War das nicht jene Art von Liebe, die der Sohn des Zimmermanns in die Welt gebracht und groß gemacht hatte und von der es im Isha-Upanischad heißt:

„Der Herr der Liebe weilt im Herzschein aller Wesen.
Der Herr ist die höchste Wirklichkeit.
Erfreu dich an ihm durch Verzicht.
Begehre nichts. Alles gehört dem Herrn.
So agierend, magst du hundert Jahre leben.
Allein so agierst du gewiss in wahrer Freiheit.“

Hundert Jahre. Wahre Freiheit.

Das war noch ein langer Weg.

– 40 –

Krebs zieht sich hin. Krebs sieht nicht gut aus. Macht das Heim nicht schöner. Eine Familie im Ausnahmezustand hat keinen Sinn für Gemütlichkeit. Da welken die Blumen in der Vase, da müffelt es aus dem Müll. Da müffelt es aus der Seele; Leiden macht sauer, nicht weise.

Vor allem macht es einsam.

Die beste Freundin ertrug Uta nicht mehr und schrieb einen Brief: „Ich weiß, dass du krank bist. Aber ist deine Krankheit unser einziges Thema? Du hast wunderbare Kinder, dein Mann ist da und kümmert sich um dich! Du kannst doch nicht sagen, dass die Welt gegen dich ist! Mir hat mein Gynäkologe letzte Woche gesagt, dass ich keine Kinder kriegen kann! Du hast zwei und du hast nicht einmal zurückgerufen!"

Das Ende einer Freundschaft.

„Ich finde es bewundernswert, wie offensiv du mit deiner Krankheit umgehst. Leider komme ich damit nicht so klar wie du. Es rührt zu viel in mir auf." Sprach Elvira, Regieassistentin -Freundin, auf die Mailbox. „Bitte verstehe mich. Ich werde mich nach der Krankheit wieder melden!"

„Jeder ist für seine Krankheit selbst verantwortlich, sagt mein Lama", sagte die Mutter einer Freundin von Lou und formte ein Fingermudra. Sie musste sich um ihr eigenes Karma kümmern. Sie und ihr Mann waren außerdem schon in ein tibetanisches Hilfsprojekt involviert: Tschüss!

Die Feierfreunde konnten nichts mit jemandem anfangen, der nicht mehr feiern wollte. Die Geschäftsfreunde kümmerten sich weiter um Geschäfte!

Und die eigene Herkunftsfamilie?

Fragte so lange und umständlich, ob es recht wäre, wenn sie mal helfen kämen, dass wir lieber abwinkten.

Bitte nicht noch jemanden, um den man sich kümmern musste.

Die noch kamen, hatten auch keinen leichten Stand. Statt Aufmerksamkeit und Dankbarkeit für ihren Mut, die Höhle des Schmerzes zu besuchen, erhielten sie von Uta und mir Ungeduld, Unaufmerksamkeit, böse Scherze und einen hastig gemachten Espresso.

„Können wir helfen?"

„Ja. Bring mal den Müll runter!" Kleine Pause. „Und glotz Uta nicht immer so auf die Titten!"

Krebswitze im Angesicht des Schreckens – das mochte keiner.

Das wollte keiner. So klingelten Telefon und Tür immer seltener.

Und die Mädchen?

Marthas Zensuren waren sehr gut, sie ging zum Tanzen und nahm Gesangsunterricht. Lou freute sich auf die Schule, sammelte Pokemons und hatte jede Menge Freundinnen zu Besuch.

Auch eine Familie mit Schmerzen ist immer noch eine Familie.

7.6.

Anteilnahme heißt, bei jemandem zu sein. Ich bin oft zu wenig bei mir. Sicher muss ich lernen, mehr bei mir zu sein – aber ich bin eben auch so. Hendrick empfindet das erste Mal in seinem Leben Anteilnahme. Das macht mir Angst, denn das bedeutet, dass er nie bei jemand anderem als bei sich selbst oder in irgendwelchen Universen war. Ändert sich das jetzt, oder ist das nur eine Phase? Ich finde, dass man in einer Partnerschaft öfter mal bei dem anderen sein sollte!

Es war Samstag, die Sommersonne schien ins offene Küchenfenster. Martha stand über den Küchentisch gebeugt und schrieb mit konzentrierter Mine die Einkaufsliste für den Markteinkauf.

„Wie wird Ciabatta geschrieben?"

„Schreib Pantoffelbrot!"

„Wieso Pantoffel?", kicherte Martha.

„Weil Ciabatto im Italienischen Pantoffel heißt."

Lou machte Rührei. Der Duft von gebratenen Tomaten und Kräutern waberte durch die Küche. Wer mit leerem Magen auf den Markt ging, war zu gierig. Die Erfahrung hatten Uta und ich in den ersten Jahren des Marktes teuer bezahlt. Immer war nach dem Markttag der Kühlschrank zu voll und die Geldbörse zu leer.

„Das ist mir wirklich wieder großartig gelungen!", fand Lou und rüttelte an der Pfanne.

Sie hatte gelernt, sich im Bedarfsfall selbst zu loben.

„Angeberin", motzte Martha.

„Pah", winkt Lou ab. Sie wusste, dass ihre große Schwester Angst vor heißen Pfannen hatte.

Trotz Überlastung und dem Gefühl, nicht genug für die Mädchen getan zu haben: In diesen Wochen wurde ich der Vater, der ich immer hatte sein wollen.

Danke.

– 41 –

Lous Schulanfang und ihr sechster Geburtstag fielen auf das erste Wochenende im September; unsere ganze Familie kam zu Besuch. Die Sonne schien, Lou hüpfte mit ihrem neuen Ranzen durch die Wohnung, in einer Stunde würde sie zur Schule gehen.

Meine Eltern hatten unter einem Bettlaken eine gigantische Zuckertüte versteckt. Martha war schon losgegangen; sie sang mit dem Schulchor für die Erstklässler und sie mussten noch proben.

Es war ein perfekter Morgen.

Wir tranken den Kaffee aus und machten uns auf den Weg.

Uta war für den Anlass eigens von ihrem Hochbett aufgestanden. Mit Chemoglatze, Sonnenbrille und energisch vorgestrecktem Kinn marschierte sie über den Kollwitzplatz, Lou, ich und die Familie hinterher.

Vor der Tür der zur Aula umfunktionierten Turnhalle begrüßte uns Marthas Klassenleiterin. Sie wünschte Uta alles Gute.

Daneben wartete Utas Schwester mit ihren Kindern. Die Frauen umarmten sich. Für einen Moment war es, als wäre ihre Mutter dabei.

Alle saßen schon auf ihren Plätzen, als wir die Turnhalle betraten; die Erstklässler in der Mitte, von wo sie in ihre Klassen aufgerufen wurden.

Lou winkte herüber. Sie war das einzige Kind, das einen Hut trug. Sie hatte darauf bestanden. Er stand ihr großartig und passte hervorragend zu ihren Zahnlücken.

Wir winkten lachend zurück.

„Warum glotzen mich alle so an?", fragte Uta.

„Weil du hier die auffälligste Erscheinung bist", antwortete ich.

Das war sie auch. Sie sah großartig aus, verletzt und schön. In ihrem Blut fochten ein paar Liter Krieger eine Entscheidungsschlacht.

Nach der Feier und nachdem wir Lou aus ihrer neuen Klasse abgeholt hatten, ging wir zu unserem Lieblingsitaliener essen. Ein paar Aperitifs, Wunsch-Pizza für die Kinder und Nudeln für die Erwachsenen. Die Wirtin steckte Uta auf einem Blatt des Rechnungsblocks die Adresse eines rumänischen Wunderheilers zu.

„Hat meiner Schwägerin sein Knie geheilt. Nur mit Hände!"

Uta bedankte sich artig für den Tipp. Sie war plötzlich sehr müde und wollte sich hinlegen.

Wir tranken noch einen Grappa und gingen nach Hause.

Lou nahm meine Hand.

Sie hatte sich zu ihrem Schulanfang mehr Fest gewünscht.

Ich drückte sie an mich: „Schatz, tut mir leid. Mehr Fest geht gerade nicht."

5.9.

Hendricks Feingefühl. Nach Lous Einschulung: Ich ziehe mich zurück, bekomme einen Moralischen, da Mami bei der Einschulung nicht dabei war und bitte Hendrick zu mir, mich zu trösten, da ich weine. Er erwidert: "Ah, deshalb warst du vorhin so mistig zu mir?"
War ich gar nicht. Hat er sich eingebildet.
Und warum kommt er in dem Moment damit raus?
Verstehe ich nicht ...

Meine Eltern schlichen unsicher durch die Wohnung, wollten helfen, wussten nicht wie. Nervten mit ihrer Fragerei total. Die Kinder meines Bruders spielten mit Martha und Lou, waren aber leider total verrotzt – ein direkter Angriff auf Utas Immunsystem, das von der Chemo ausgeschaltet war. Jeder kleine Virus, jeder miese Infekt konnte sie aus der Bahn werfen. Wir hatten speziell darum gebeten: Kommt bitte nur, wenn niemand krank ist!

Bevor es eskalierte, schickte ich die Kinder nach draußen zum Spielen. Nachdrücklich.

„Nein, Richard", erklärte ich „das ist kein Affront gegen deine Kinder. Das ist Krebs!"

„Nein, Uta", erklärte ich, „das ist kein böser Wille, das ist schlicht Unwissenheit!"

„Nein, Schatz“, erklärte ich, „meine Eltern lehnen dich nicht ab. Sie sind nur unsicher und wissen nicht, wie sie mit dir umgehen sollen.“

„Nein, nein“, erklärte ich meinen Eltern, „Uta hat überhaupt nichts gegen euch. Sie ist krank, fühlt sich beobachtet und hat Angst, ihr könntet denken, sie sei keine gute Mutter!“

Ich war nicht schlecht. Utas Schwester war mit ihren Kindern zum Glück gleich nach dem Essen beim Italiener wieder nach Hause gefahren. Sie hatte einen neuen Wagen. Sie liebte lange Strecken.

Kluge Frau.

Letztlich bekam vielleicht keiner genau die Aufmerksamkeit und Unterstützung, die er gebraucht hätte, aber es kam auch nicht zur familiären Katastrophe.

Lous Geburtstag am nächsten Tag wurde auch noch sehr schön. Wir machten eine Schnitzeljagd mit Schatzsuche, warfen mit Wasserbomben und es gab für jeden Eis ohne Limit.

„Glücklich?“, fragte ich Lou, als ich sie am Abend ins Bett brachte.

Sie nickte und kuschelte ihr Gesicht in meine Hand.

Da war ich es auch.

– 42 –

Das war der Deal zwischen Uta und mir: In der kurzen Atempause zwischen der Operation und der Chemo konnte ich noch zehn Tage zum Meditieren fahren, Kraft tanken. Eine Freundin wohnte so lange bei Uta und kümmerte sich mit um die Mädchen.

Das Meditationszentrum lag im Vogtland, in einem schönen alten Natursteinhaus auf einem Hügel zwischen alten Buchen. Die Staatssicherheit der DDR hatte früher von diesem Hügel tief in den Westen hinein gelauscht.

Jetzt saßen hier Wahrheitssucher und lauschten nach innen!

Der Gong rief morgens um vier Uhr zum Wecken, der Gong um zwölf Uhr rief zum Essen, dazwischen wurde geschwiegen und gesessen. Nichts was ablenkte, nichts, was Aufmerksamkeit wollte.

Ziel der Übung war es, Herr über seinen Geist zu werden. „Alle Dinge entstehen im Geist, sind unseres mächtigen Geistes Schöpfung. Rede mit reinem Geist, handle mit reinem Geist, und Glück wird dir folgen, wie der Schatten dem Körper folgt und nicht weicht.“ Sagt das Dhammapada.

Unser Geist läuft dagegen Amok.

Die Technik lehrt, den Amoklauf des Geistes und die damit verbundenen Gefühle am und im eigenen Körper zu beobachten. Wer seine Gefühle beobachtet, lässt sich von ihnen nicht mehr übermannen. Wer sich von seinen

Gefühlen nicht mehr übermannen lässt, beherrscht die Welt und wird nicht mehr von ihr beherrscht.

Achtsamkeit ist der Weg aus dem Leiden,
lehrte der Buddha.

Alle Buddhas lehren das.

Ich saß und litt.

Zehn Tage für die Hoffnung, dass mein Geist wieder Ruhe finden möge. In ihm toben zahllose verschiedene Gefühle: Wut, Enttäuschung, Sehnsucht, Selbstmitleid, Verlangen, Neid, Lust, Gier, Müdigkeit, Scham, Furcht, Freude, Verachtung, Mitgefühl, Stolz.

Alles wartete darauf, sich zu zeigen, um ihre fünf Minuten Ruhm zu bekommen!

Und alles, was sich im Geist zeigt, ist an körperliche Empfindungen gekoppelt.

Es tat so weh!

Sieben Tage lang kämpfte ich sitzend dagegen an, biss die Zähne zusammen, wurde nachts von finsteren Träumen geschüttelt; Beine, Rücken, Kopf – alles schmerzte, stand in Flammen, brannte.

Die Hölle ist das Brennen in uns.

Am achten Tag hatte der Schmerz nur noch einen Namen: Uta!

Uta war schon da. Sie war in ihm. Sie war das Feuer, das mich fraß! Sie lachte, sie zeigte ihre Zähne, riss ihren roten Schlund auf – ich blickte in den Abgrund. Da war kein Boden mehr! Da war nur noch bodenloses Nichts!

Das war die Tiefe, die ich mir immer gewünscht hatte. Das waren die Abgründe, die mich immer angezogen hatten.

Das war die Wahrheit: Tief ist es erst, wenn es keinen Boden mehr gibt, auf den man fallen kann!

Ich fiel.

Kein Schmerz mehr.

Ich musste lachen.

Der Schmerz war wieder da.

Aber etwas hatte sich geändert: alles.

Hormone, Angst, Trauer, Wunden, Verlust und Gift – was hat die Liebe dagegen zu halten?

Nichts.

Sie hat den Körper nicht mehr, um sich daran festzuhalten und zu wärmen.

Sie hat den Geist nicht mehr, denn der kreist um sich selbst auf der Jagd nach der Antwort. Die Frage dazu lautet: Warum ich?

Sie hat die stillen kleinen Momente des Gleichklangs am Abend eines erfüllten Tages nicht, denn es wird sie nicht mehr geben.

Aber wenn sie das alles nichts mehr hat, dann hat sie immer noch ihr Zuhause im Herzen. Denn die Liebe wohnt zuallererst im Herzen der Liebe. Und wenn die Tür offen bleibt, dann kann das Herz nicht klein und hart werden, sondern bleibt weit und offen. Vielleicht ist dieses Herz auch nicht immer offen. Doch die Liebe lässt nicht zu, dass es zu lange geschlossen bleibt. Und jedes Mal, wenn sich die Tür wieder öffnet, lässt sie ein neues Stück Erkenntnis ein. Und wo Erkenntnis ist, ist Wachstum.

Deshalb braucht die Liebe nichts dagegenzuhalten. Denn die Liebe ist nie dagegen.

Liebe ist immer dafür.

– 43 –

Auf der Fahrt zurück nach Berlin hatte ich drei Mitmeditierende im Auto. Das Gespräch plätscherte: „Wie ging es dir, wie fandest du dies, wie war es beim letzten Mal, das Essen hier, das Essen da …"

„Entschuldigung", unterbrach ich sie. „Meine Frau hat Krebs und sich vor sechs Wochen beide Brüste amputieren lassen. Die Diagnose hat sie zu ihrem Vierzigsten bekommen, vor zwei Monaten. An dem Tag ist auch ihre Mutter nach zwanzig Jahren Kampf gegen den Krebs gestorben. Bald beginnt die Chemo. Wir habe zwei kleine Mädchen – Martha und Lou."

Bei diesen Worten liefen mir die Tränen aus den Augen. Endlich. Nicht nur Uta, auch ich hatte viel zu wenig geweint!

Es war wie eine Befreiung, Reinigung. Das Herz war so offen nach zehn Tagen Schauen und Schweigen, niemand mehr ein Fremder. Deshalb reagierte auch niemand befremdet.

Ich fuhr fort: „Ich weiß, dass wir da jeder für sich durch müssen. Aber wenn jemand von euch eine Idee hat, was ich noch tun könnte, um Uta und meine Familie zu heilen, dann wäre ich sehr, sehr dankbar!"

Es war eine Weile still in Auto. Nichts war zu hören außer dem Brummen des schweren Motors, dem Rollen der Reifen auf der Betonpiste.

„Ich war lange in Myanmar meditieren, habe dort einen Buddha kennengelernt", sagte dann eine der Frauen. „Vielleicht kann er Metta für euch praktizieren."

Metta – liebende Güte, die Energie des Herzens, die alle Wesen heilt.

„Ein Buddha?"

„Ja."

Die Frau hatte sieben Monate in einem Kloster verbracht. Sie sagte, sie habe dort einen Mönch getroffen, dessen Blick pures Licht sei und von dem alle sagten, er sei ein lebendiger Buddha.

Drei Wochen nach ihrer Ankunft in dem Kloster war die Frau schlimm an Diarrhoe erkrankt. Die Krankheit zog sich hin, die Frau hatte Krämpfe und Blut im Stuhl. Sie flehte und bat, in ein Krankenhaus gebracht zu werden.

„This is the land of Dharma", sagte der Mönch. „Ruled by the law of Dharma!" Er setzt sich für eine Stunde zur Meditation zu ihr.

Danach war sie gesund.

„Ich habe mich noch nie so gesehen und so geheilt gefühlt", sagte sie.

Sie gab mir die Mailadresse des Buddhas.

Ich schrieb eine Mail nach Burma und bat um Segen für Uta.

Drei Wochen später kam die Antwort:

Dear Mr. Hendrick and Mrs. Uta, we gave your name to the Sayadaw, who agreed upon practicing metta for you. May you get better soon, may all being be happy, may all being attain nibbana.

Es war der 16.Juli, ein Tag voller Licht!

– 44 –

„Als du mich angerufen und gefragt hast, ob ich bei dem Projekt mitmache, war ich gerade im KaDeWe einkaufen“, sagte Ernst, der Stylist.

Ernst ist fast zwei Meter groß, hat Glatze und einen mächtigen Bart. Vorsichtig rührte er mit dem Kaffeelöffelchen in der Espresso-Tasse, die ich ihm gereicht hatte.

„Du hast so gefragt, dass ich nicht Nein sagen konnte. Ich wollte es auch nicht. Nachdem du aufgelegt hattest, habe ich mich erst mal auf einen Stuhl gesetzt und geweint. Was du nicht wissen konntest – ich hatte eine gute Freundin, zu der ich den Kontakt abgebrochen habe, als sie an Krebs erkrankt ist. Ich habe solche Angst vor Krebs, vor Krankheit allgemein!“

„Vielen geht es so.“

„Weißt du, was ich dann gemacht habe?“

„Du hast die Freundin angerufen.“

„Ja“, sagte Ernst. „Ich habe sie sofort angerufen.“

„Und?“
„Es geht ihr gut.“
„Und?“
„Sie hat mir verziehen!“
Ernst weinte.
Ich umarmte ihn. Was sonst konnte ich auch tun?

„Wenn ihr ausgeknuddelt habt, brauche ich Ernst wieder“, warf Jackie, die Fotografin, ein.

Wir waren wieder in ihrem Studio. Drei dicke Briese-Beauty Light-Lampen gossen ihr weiches Licht über Uta. Sie wurde gepudert und geschminkt.

Uta war von ihrem Hochbett aufgestanden, um herauszufinden, wie viel Frau sie noch war. Ohne Brüste. Sie wollte es für sich wissen. Sie hatte Jackie um ein neues Shooting gebeten, wie sie es schon nach der ersten Foto-Session verabredet hatte.

Uta war auf der Suche nach ihrer neuen androgynen Schönheit. Dafür hatte sie sich die Schlüsselbilder ihrer Helden als Vorlagen gewählt: Sie wollte sich wie Grace Jones auf dem Cover „Island Life“ von 1985 fotografieren lassen – den rechten Arm ausgestreckt, um das Mikrophon zu halten, das rechte Bein weit nach hinten. Der kahle Kopf von der Kamera abgewandt.

Uta strahlte in der sexy Androgynität, die auch Grace Jones ausmachte: ein Hammerweib und doch zwischen allen Welten.

Ziggy Stardust war das nächste Motiv.

Bowie war auch so ein Fall: Was für ein Mann, bei dem sein femininer Teil immer mitschwang.

Ich sah zu und staunte.

Erkannte die Frau im Atelier nicht wieder. Was sich da an Energie zeigte, hatte ich seit fast einem Jahr nicht mehr erleben dürfen. Uta kümmerte sich um sich, machte Pausen, trank genug, motivierte das Team.

Was hier passierte, war großartig.

Ich erlebte, wie sich Uta wie ein Schmetterling aus einem Kokon aus Leid befreite, um im Licht die Reise anzutreten.
Und so viel wusste ich von Schmetterlingen:
So unberechenbar ihre nächsten Bewegungen auch sind,
sie legen weite Strecken zurück!

„Pause", sagte Uta. „Ich muss was trinken und mich erholen!"

„Unglaublich, was deine Frau für eine Energie hat", sagte die Visagistin. „Ich weiß nicht, ob ich das durchgehalten hätte."

„Ich bin so glücklich", murmelt Ernst. „So glücklich, dabei zu sein!"

Uta lächelte, Uta flirtete, Uta hatte Augensex mit der Kamera. Sie steckte in rosa Tüll und einer blonden Perücke; ganz Marilyn Monroe.

Marilyn, als hätte sie nie Brüste gehabt!

„Ja, danke! Danke, ja!", rief Jackie.

Jackies Lieblingsbild war der Engel: Uta auf einem Stuhl, große Flügel mit grobem Seil an ihren zarten Körper gebunden. Die Augen strahlen, das Lächeln ist zerbrechlich. Alle Frauen lieben dieses Bild.

Alle Frauen wären gern Engel.

Alle Frauen wissen, dass sie es nicht sind.

Ich mag das Foto nicht, weil ich Uta nicht als Engel sehen will.

Friedhöfe sind voller Statuen von Engeln!

Ich finde das Foto sehr schön. Weil man sofort spürt, dass sie der Anfang von etwas Neuem sind.

– 45 –

Noch ein letztes Bild hatte Uta sich ausgedacht und wollte es unbedingt umsetzen – sie als Madonna am Straßenrand, mit nichts weiter bekleidet als mit einer Handtasche, den Daumen gehoben.

Dieses Bild wollte sie in der Danziger Straße inszenieren. Das war nur früh am Sonntagmorgen möglich, wenn die Straßen noch leer waren und die wenigen Clubgänger auf dem Heimweg eine Nackte auf High Heels und mit Lolly im Mund für eine Folge ihres MDMA-, Koks- und THC-Konsums hielten.

Sonntagmorgen um fünf sollte das Bild geschossen werden.

„Morgen früh um fünf?" Ich bereitete gerade das Abendbrot für die Mädchen vor. Mir blieb das Messer in der

Tomate stecken. „Das krieg ich nicht hin."

Als ich am Sonntag gegen acht mit den Kinder wach wurde, war Uta schon aus dem Haus. Die Espressomaschine war angeschaltet, Schminke und Puder lagen auf dem Küchentisch.

Sie hatte es geschafft!

„Frühstück!", rief ich.

Lou machte Rührei. Martha deckte murrend den Tisch. Alles, was mit Haushalt zu tun hatte, war ihr fremd. Sie hatte vor einem Jahr das Lesen entdeckt!

„Auch einen Teller für Mama?"

„Mach mal."

„Wollen wir versuchen, Mama zu wecken?"

„Die ist schon weg, Fotos machen."

„Was?" Martha fiel fast der Teller aus der Hand.

„Um diese Zeit?", entfuhr es Lou.

Die beiden Mädchen schauten mich mit großen Augen an.

„Ja", sagte ich und verlieh meinen Worten mit einem Nicken Nachdruck. „Es gibt viel Wunderbares auf dieser Welt. Und wenig, was wir wirklich verstehen."

Und in diesem Moment, an einem Sonntagmorgen um 8:46 Uhr, mit einem Stück gesalzener irischen Butter in der linken Hand, hatte ich eine große Erkenntnis:

Leben ist nicht das,
was man bekommt.
Leben ist das,
was man gibt!

Alle Bemühungen, all die Sehnsucht nach Anerkennung – unerfüllt. Alle Wünsche ein Witz. Es gibt nichts zu wünschen und nicht zu sehnen. Es gibt nichts als diesen wahnsinnigen, verrückten unglaublichen Moment.

Was hat die Liebe dagegenzuhalten?

Nichts.

Sie hat den Körper nicht mehr, um sich daran festzuhalten und zu wärmen. Sie hat den Geist nicht mehr, denn der kreist um sich selbst auf der Jagd nach der Antwort.
Die Frage dazu lautet: Warum ich?

Sie hat die stillen kleinen Momente des Gleichklangs am Abend eines erfüllten Tages nicht, denn es wird sie nicht mehr geben.

Die Herrin der Liebe kann in ihrem Herzen nur einen lieben, der sie anbetet, egal ob sie ihn erhört oder nicht. Sie will einen Mann, der eine Frau will, keine Mama, die ihn lobt. Sie will seine Gaben und sie will zeigen, dass sie diese nicht braucht.

Sie will einen Mann, mit dem sie spielen kann, weil er sich seiner sicher ist. Und die Herrin der Liebe wählt dafür die Form, die den Mann am meisten herausfordert.

„Was ist los?“, wollten die Mädchen wissen. „Was ist so lustig?“

„Das Leben!“, prustete ich. „Das Leben.“

Und dann stand ich auf, tanzte um den Tisch, einmal, zweimal, und chantete wie zehn alte Inder, bis die Mädchen mit einstimmten:

Jai Jai, Uta, Uta, Jai Jai!

Jai Jai, Uta Uta, Jai Jai, Uta jai!

„Macht ihr euch lustig über mich?“ Uta stand in der Tür.

Sie sah müde und geschafft aus.

„Nein, nein!“, versuchte ich zu erklären. „Wir lieben und verehren dich!“

„Arschloch!“, sagte Uta.

Sie drehte sich um und stieg auf ihr Bett.

Die Mädchen standen erschüttert und mit offenem Mund da.

„Was haben wir daraus gelernt?“, fragte ich.

Die Mädchen schauten fragend, zuckten mit den Schultern.

„Nichts!“ Ich hob die leeren Hände zum Himmel. „Daraus haben wir nichts gelernt. Kommt, wir räumen den Tisch ab!“

– 46 –

Der Termin zur letzten Infusion stand an. Die Damen hinter dem Empfangstresen von Dr. Meinneke grüßten freudig und beglückwünschten Uta: „Gleich haben Sie es geschafft! Wir freuen uns für Sie.“

Auch Dr. Meinneke war zufrieden. Er ließ es sich nicht nehmen, noch einmal einen Blick auf sein Werk zu werfen; die Narben waren gut verheilt, die Blutwerte ordentlich. Er wünschte viel Glück und dann fasste er Uta an den Schultern, was eine ungewöhnlich zärtliche Geste für diesen minimalistischen Mann war: „Sie haben mit der beidseitigen Amputation die richtige Entscheidung getroffen!“

„Danke!“, erwiderte Uta. „Das verdanke ich meiner Mutter!“

„Wann wollen Sie mit dem Aufbau beginnen?"
Uta überlegte kurz. „Ich weiß es noch nicht."

Die letzten Infusionsbeutel liefen in Uta hinein.

Ich stand für einen Plausch bei den Empfangsschwestern. Sie konnten nicht mehr an sich halten: „Wissen Sie, wir haben nicht geglaubt, dass Ihre Frau die Chemo durchsteht. Wir kennen das. Wir haben schon viele Frauen in Schmerz und Auflösung gesehen."

Die Frauen in den weißen Kitteln wussten: Die Chemo abzubrechen war fast immer eine Entscheidung fürs Sterben! Sie waren sehr, sehr froh, dass Uta durchgehalten hatte.

„Ja", sagte ich voller Stolz. „So ist sie. Sie blutet, sie schreit, aber sie fällt nicht. Tapferes Mädchen!"

– 47 –

Kleine Warnung an alle Naiven, die glauben, mit der letzten Infusion wäre die Chemo vorbei. Nein, sie erreicht erst ihren Höhepunkt. Das kleine Pflänzchen Hoffnung auf „Jetzt wird es besser!" wird brutal von Übelkeit, Gliederschmerzen und innerem Amok untergepflügt.
Es dauert noch Monate, bis der Körper das gute Gift so weit verdünnt und abgebaut hat, dass die Seele wieder einziehen kann und sich die ersten zarten Härchen wieder hervorwagen.

7.2.

Langsam merke ich, dass ich doch noch ganz schön viel Wut in mir trage. Die muss ich irgendwie mal lernen abzubauen. Im Moment lass ich das so ziemlich an Hendrick und an meiner anonymen Umwelt aus. Ich reagiere auf der Straße z. B. sehr aggressiv auf dummes oder fehlerhaftes Verhalten im Straßenverkehr ... im Auto und auf dem Bürgersteig. Ich ermahne Leute zur Vorsicht und schimpfe mit ihnen ... ich verhalte mich oberlehrerhaft und provokant. Das kann ich selber gar nicht leiden und im nächsten Augenblick erkenne ich, dass ich in einer unnötigen, doofen Situation sitze, die ich mit meiner großen Klappe heraufbeschworen habe, und komme da nicht mehr raus. Es ärgert mich besonders, wenn Leute durch ihr „Fehlverhalten" ihr oder mein Leben aufs Spiel setzen – oder es Kindern falsch vormachen und sie dadurch gefährden. Ich hab doch das ganze letzte Jahr nicht so sehr gekämpft, um dann ein paar Monate später überfahren zu werden ... Auf jeden Fall kann ich meine Reaktionen echt nicht leiden und entschuldige mich auf diesem Weg bei allen, denen ich in der letzten Zeit einfach mal so auf den Fuß getreten bin ... sorry – ich arbeite dran!

Ich hatte keine der neun Infusions-Sitzungen versäumt. War Fahrer, Blitzableiter, Prellbock gewesen. Jetzt stand die Abschlussuntersuchung an.

„Muss ich mit?", fragte ich vorsichtig.

„Klar", sagte Uta. „Du weißt doch, dass ich immer viel zu aufgeregt bin, um mitzukriegen, was die Ärzte sagen. Du bist mein Diktiergerät!"

Das Diktiergerät schluckte, verschob seine Termine, kam mit.

Es war nicht ein Termin, es waren mehrere: Uta wurde in Röhren geschoben, in digitale Scheibchen geschnitten, gegen das Licht gehalten.

Die gute Nachricht: OB – Ohne Befund.

– 48 –

Krebs ist ein Leben an der koreanischen Grenze. Es könnte Frieden herrschen, aber tief im Norden wohnt ein verrückter Diktator, dem im Zweifelsfall seine Macht wichtiger ist als das Leben aller Menschen. Das ist die Grausamkeit von Anfang an: Krebs ist nicht vorbei. Weil es nichts ist, was man sich „holt", mit dem man sich anstecken kann. Es gibt kein Ganzkörperkondom gegen Krebs. Lamas, Weise, Sportler, Nichtraucher und Veganer sind an Krebs gestorben.

Krebs ist etwas, das in einem passiert. Immer wieder passieren kann, wenn eine einzelne Zelle beschließt, ihre Programmierung über den Haufen zu werfen, aus dem Verbund auszuscheren, eine autonome Einheit aufzubauen.

Aber am Ende ist es auch nur ein weiterer Name für etwas, was nicht in unseren Händen liegt.

Nin ten do – in der Hand des Himmels.

Wir leben damit.

– 49 –

„Soll ich mir die Brüste wieder aufbauen lassen?“, fragte Uta am Abend. „Nerven wird es da nicht mehr geben. Brustwarzen auch nicht.“

„Was willst du?“, fragte ich.

„Ich ertrage keine Schmerzen mehr.“ Uta schüttelte den Kopf. „Ich bin so dünnhäutig geworden, so müde.“

Das war gut zu verstehen.

Ich hatte Utas kleine Brüste sehr geliebt; diese kleine Hand voller Zartheit, Wärme. Ich liebte es, wenn sie selbst daran spielte, sie selbstvergessen streichelte, wenn wir zusammen lagen. Dieses Gefühl würde nicht zurückkommen. Es war vorbei. Es nachbauen zu wollen, produziert Schmerz ohne Lust. Wo war da der Sinn?

„Es muss nicht sein“, sagte ich.

„Lass dir Zeit“, erwiderte Uta.

„Danke.“

Ich nahm mir Zeit, überlegte. Lag wach im Bett. Meditierte. Ich liebte Uta Brüste noch immer. Genauso hatte ich ihren Geruch, ihre Achselhöhlen, ihre Füße, die Beuge des Halses, die Lippen, die Augen, den Nacken, die Kniekehlen, ihren Bauch, ihre Scham, ihren Anus geliebt. Aber das war in einem anderen Leben gewesen. Das nichts mehr so sein würde, wie es gewesen war, daran bestand kein Zweifel.

Ich hatte Utas dunkle Seite des Schmerzes gesehen; die Kali-Seite meiner Geliebten erlebt.

Sie hatte erkennen müssen, dass ich kein Mann war, der durch Handauflegen heilen konnte und nicht zu jedem Opfer bereit war.

Wir beide waren mit Sterben und Tod konfrontiert worden.

Jeder auf seine Weise.

Uta ungleich heftiger.

Man kann dem Tod nicht begegnen, ohne dass etwas in einem stirbt.

Dafür kommt etwas anderes.

Was würde kommen?

Was für Uta?

Was für mich?

Was wünschte ich mir?

Wünschte ich mir neue Brüste für unsere Beziehung?

Wenn ich einen Wunsch frei gehabt hätte, hätte ich mir Brüste an Uta gewünscht, damit ich was zum Spielen habe?

Bestimmt nicht.

Ich mag nicht entschieden genug in meiner Liebe gewesen sein; ich war ungeduldig, zornig, anmaßend. Aber ein Idiot war ich nicht.

Wenn ich einen Wunsch frei gehabt hätte - ich hätte mir Uta als Amazone gewünscht. Eine Kriegerin. Brustlos, aber stark und schön.

Eine Kriegerin, die ihre Konfrontation mit dem Tod in Weisheit und Schönheit verwandeln würde. Eine Kriegerin, die nicht aufhört, gegen ihre eigenen Grenzen zu kämpfen.

Eine Frau, die den Weg des Kriegers geht, hin zu Wahrheit, Klarheit und Schönheit.

1.10.

Entscheidung Brustaufbau ja oder nein. Am Tag der Entscheidung zur Komplettamputation stand für mich eigentlich fest, dass ich mir die Brüste wieder „aufbauen“ lasse. Dann heilten die Wunden, die Haare fielen aus, und ich überlegte, was eigentlich meine Gründe für einen Brustaufbau wären.

Erst einmal fragte ich mich, ob ich auch ohne Brüste klarkommen würde.

Klare Antwort: ja. Mami hatte viel, viel, viel größere Brüste und kam auch mit der Amputation klar. Gut, sie war nicht so eitel wie ich – aber der Unterschied – vor und nach der O.P. – war bei ihr sehr viel größer.

Also: Eitelkeit, Wirkung nach außen.

Ich finde, ich sehe ganz gut aus. Und wenn ich mal ein tolles Kleid anziehen will, trage ich einfach Einlagen.

Was bleibt da noch übrig für meine Entscheidung? Natürlich der Sex. Das Wichtigste beim Sex, was mit den Brüsten zu tun hatte, war bei mir eigentlich nur das Spielen mit den Brustwarzen. Das gibt es nun so oder so nicht mehr. Die kann man nicht nachmachen.

Als mir das klar wurde, habe ich mich mit Hendrick zusammengesetzt, ihm gesagt, dass ich traurig bin, weil ich seinen süßen Gesichtsausdruck beim Spiel an meinen Brustwarzen nie mehr sehen werde. Aber dann war es auch o.k. Manchmal muss man einen Abschied auch nur mal aussprechen. Und was haben wir danach Spaß gehabt!

Natürlich stellte ich meinen zauberhaften Hendrick auch die Frage. Die Entscheidung habe ich im Endeffekt auch ihm überlassen.

Spontan sagte er: gar keine Frage – ohne ist gut. Ich habe ihn gebeten, noch ein wenig darüber nachzudenken. Eine Woche später bekam ich von ihm eine wunderbare Skizze von mir – als Amazone.

– 50 –

Eine Woche später schenkte ich Uta das Bild einer Amazone; kahler Schädel, volle Lippen, Tattoo über der brustlosen Brust, kniehohe Stiefel an den muskulösen Beinen, in den Händen Bogen und Pfeile. Daneben standen untereinander drei Worte:

Wahrheit.
Klarheit.
Schönheit.

Wo Wahrheit im Herzen herrscht, vor allem und zuerst sich selbst gegenüber, verziehen sich die Nebel und Wolken der Illusion und des Truges.

Klarheit öffnet den Blick für die Schönheit des Seins.

Was hat das Leben für einen Wert, wenn wir
seine Schönheit nicht feiern?

Durch das offene Küchenfenster wehte Lärm vom Hof herein. Ein Elsternpaar stritt sich lautstark auf der Balkonbrüstung gegenüber. Es roch nach Knoblauch, geröstetem Brot, Benzin und Curry. Im Wohnzimmer stritten sich die Mädchen über das Fernsehprogramm. Sie imitierten Uta und mich. Was immer ihnen im letzten

Jahr an unserer Seite auch passiert war; es hatte sie nicht kleiner und ängstlicher gemacht.

Der Himmel war hoch und blau. Auch wenn ich ihn gerade nicht sah, wusste ich doch, dass er da war. Wie die Sterne darüber, wie die Millionen Welten, von denen wir nichts wussten, aber mit denen wir unsere Moleküle und die gleiche Unendlichkeit teilten.

Es war alles da.

Es war alles in meinem Herzschlag, als ich den Rahmen mit dem Bild vorsichtig auf den Küchentisch legte und zu Uta schob.

„Das ist für dich", sagte ich. „Das ist meine Antwort."

Mein Herz schlug einfach weiter, als die Amazone vom Kollwitzplatz zuerst das Bild betrachtete und dann mich.

„Danke!", sagte sie. „Lust auf ein Bier?"

- Nicht das Ende -

– Statt eines Nachwortes –

Lieber männlicher Leser,

vielleicht hast Du dieses Buch von jemandem geschenkt bekommen, vielleicht steckst Du gerade selbst in einer schwierigen persönlichen Situation – vielleicht ist Deine Frau oder Freundin erkrankt, vielleicht ein Freund oder jemand, der Dir nahe steht. Es ist egal, wer es ist.
Ich habe als Therapeut Uta und Hendrick eine Zeit lang begleitet. Sie haben mich gebeten, als Nachtrag für dieses Buch ein paar Sätze für Dich als Mann zu schreiben.

Vorher eine kleine Begriffsklärung: Ich nenne *Beziehung* die Chance herauszufinden, wie wir in Frieden miteinander leben können. Eine Paarbeziehung ist eine besondere Form der Beziehung – weil wir uns so nahe kommen. Wir zeigen uns mit unseren wunderbaren und mit unseren unschönsten Seiten. Wir konfrontieren uns mit allen möglichen Widrigkeiten.
Wenn wir uns diesen Widrigkeiten aufrecht stellen, stellt die Paarbeziehung eine einzigartige Chance dar, sich selbst wirklich kennenzulernen. Aber dafür müssen wir mit unserem Paar-Partner ehrlich in Kontakt bleiben, statt uns davonzumachen, wenn die Fetzen fliegen. Wir müssen lernen, uns auszuhalten. Nur das ermöglicht uns, daran zu wachsen und uns in unserem Partner zu erkennen, wie wir wirklich sind.

Das ist mehr, als eine gute Zeit miteinander haben zu wollen. Das macht Arbeit! Und wenn einer der Partner dann ernsthaft krank wird, dann wird es noch schwieriger.
Dann sind wir herausgefordert –als Frauen, als Männer, als Menschen.

Was willst Du wirklich?

Wenn Du plötzlich in diese unvermeidbare Realität geworfen wirst, dass Dein Partner sehr schwer erkrankt ist, geht es auch um die Frage: Will ich dieses Schwierige, letztlich Unbekannte wirklich mit meinem Partner durchstehen?
Und dieses nicht aus einem Ehrgefühl heraus oder aus Mitleid, sondern aus tiefster Überzeugung heraus, mit meinem Partner das kommende Leid zu (er)tragen, an seiner Seite zu bleiben und das alles durchzustehen, auch wenn Du noch nicht wirklich weiß, was alles auf Dich zukommt.
Wenn Du dieses mit Ja beantworten kannst, wirst Du weit kommen. Und selbstverständlich wirst Du immer wieder an Grenzen stoßen und glauben, nicht mehr zu können.
Das ist in Ordnung.
Aber wenn Du diese Frage ehrlich mit Ja beantworten kannst, sollst Du euer und Dein Schicksal meistern, so oder so.
Und wenn Du am Zweifeln bist, dann verwende Zeit und Kraft darauf, zu einem klaren JA oder auch zu einem klaren NEIN zu kommen.

Es geht nicht um die Frage: Schaffe ich das alles? ...
sondern darum: Was will ich wirklich?
Diese Klarheit soll Dich begleiten.

Was bedeutet eine schwere Krankheit Deines Partners für Dich als Mann?

Dein Partner bekommt die Diagnose Krebs und von dem Moment seid ihr nicht mehr allein – die Krankheit hat sich dazugesellt und auch der Tod ist plötzlich nicht mehr nur ein metaphysischer Begriff. Die Krankheit verändert den Menschen, den man liebt – physisch, aber auch psychisch. Leben ist etwas sehr pragmatisches – Aufgaben können nicht mehr übernommen werden, Gewohnheiten lösen sich auf, Pläne sind obsolet. Ganz klar: Auch Du wirst mit Angst, Ohnmacht, Alleinsein und anderen schwierigen Gefühlen konfrontiert. Du willst, dass es vorbeigeht.
Du willst, dass es Deinem Partner besser geht. Du kannst so wenig tun. Du bist frustriert!
Je besser und bewusster Du mit diesen Gefühlen umgehen kannst, über sie sprichst, statt sie zu verdrängen, desto besser ist es für Dich. Und was wirklich gut für Dich ist, das ist auch automatisch gut für Deinen erkrankten Partner und Deine Kinder. Deine Rolle als Mann wird neu definiert, zumindest über einen bestimmten Zeitraum. Das wird hart, wenn Du starre Rollenidentifikationen verinnerlicht hast; also Herz öffnen und Gewohntes nicht mehr wie selbstverständlich machen, sondern neu schauen!

Je flexibler Du jetzt bist, je weniger Du jetzt am alten Leben festhältst, desto mehr sorgst Du für die Stabilität Deines Partners und für die ganze Familie!
Die größte Umstellung für Dich ist, wenn Du es bis jetzt noch nicht konntest, dass Du anfangen solltest, über Deine Gefühle zu sprechen ... Deine Angst, Deine Ohnmacht, Deine Verzweiflung. Da Frauen das meist viel früher gelernt haben, kann Deine kranke Frau Dir zuhören – und sich stark fühlen und auch tatsächlich stark sein.

Dein Partner ist krank und Du hast das Gefühl, Du schaffst es nicht: Ab wann müsst ihr euch als Paar oder auch als Partner Hilfe holen?

Du leidest und kommst nicht davon los; Du hast das Gefühl, das Schicksal hat persönlich was gegen Dich; Du findest in der neuen Situation keinen Platz für Dich – das alles sind Hinweise darauf, dass es vielleicht Sinn macht, mit einem Profi zu sprechen.
Ist ein Partner schwer erkrankt, durchlaufen dein Partner und Du ganz automatisch unterschiedliche Phasen: "Von ganz dicht füreinander da sein" bis zu „Ich kann nicht mehr mit dir und überhaupt..." Manchmal ist es schon gut zu wissen, dass es nicht nur Dir persönlich so geht, sondern dass ihr einen ganz natürlichen Prozess durchmacht. Ihr seid, Du bist nicht allein damit!
Paartherapeutische oder therapeutische Unterstützung überhaupt kann helfen, mit Hoffnungslosigkeit umzugehen.

Sollte der Wunsch nach Trennung sich zeigen, kann ein paartherapeutischer Prozess das Paar begleiten, Motive und Gefühle aufdecken. Überforderung macht den Blick oft so eng; eine zusätzliche Meinung, jemand von außen kann Entscheidungen von unterschiedlichen Seiten beleuchten und somit Deinen Blick schärfen. Es gibt oft einen großen Unterschied zwischen dem, was wir denken, was wir brauchen und dem, was wir wirklich brauchen.
Ganz allgemein: Wenn Du für Dich und für Deine Beziehung Stärkung brauchst, dann hole Dir Hilfe!

Mach Dir nichts vor: Ohne Trauma kommt hier keiner raus!

Die Diagnose Brustkrebs ist für die Familie ein Trauma, genauer gesagt ein sequentielles Trauma. Dieser traumatische Stress in der Familie wirkt sich auch auf die Kinder aus, auch da solltest Du gesondert hinschauen. Ist eure Elternebene stabil mit sorgfältigem Blick auf die Kinder, braucht es keinen (Familien-) Therapeuten. Kinder brauchen Liebe und Ehrlichkeit. Wenn ihr ihnen das geben könnt, kommen sie mit dem Leben klar und mit der Krise eures Lebens, in welcher ihr euch befindet. Sie sind Meister darin!
Aber: Ein Trauma ist als Prozess zu begreifen; die Folgen eines Traumas zeigen sich oft später, insofern ist es wichtig, weiter auf die Kinder (und auf Dich und Deinen Partner) zu schauen und bei Auffälligkeiten, wie etwa Albträumen, Phobien, aggressivem Verhalten etc., einen Arzt und/oder

Psychotherapeuten zu konsultieren. Wie immer gilt: Lieber mal zu viel fragen!

Es muss ja auch nicht gleich therapeutische Hilfe sein; bei einer schweren Erkrankung wird Dein Partner in der Regel im Krankenhaus behandelt, hier sind neben den Ärzten auch Sozialpädagogen und Psychologen vor Ort, die ihr einzeln oder als Familie nutzen könnt und auch solltet. Sich Hilfe zu holen würde ich prinzipiell als Stärke einordnen.

Eine schwere Erkrankung ist eine ungeheure Belastungsprobe für Dich, Deinen Partner, eure Paarbeziehung!
Wie sieht es mit Deiner Loyalität als Partner aus?

Erkrankt der Partner schwer, seid ihr als Paar und jeder für sich in einer Krise. Nehmt das einfach erst einmal so hin! Sich in einer schweren Krise zu befinden heißt auch immer, um Selbstbestimmung zu ringen – auch gegen die Fremdbestimmung Krankheit.
„Krise“ vom griechischen „krisis“ heißt ja ursprünglich „Beurteilung, Entscheidung, entscheidende Wendung“.
Im Laufe der schweren Zeit steht automatisch eine Entscheidung für euch an – ihr habt euch noch einmal anders kennengelernt, euch miteinander konfrontiert.
So kann auch eine Entscheidung gegen die Fortführung der Paarbeziehung richtig sein. Mir scheint es manchmal so, dass es Beziehungen gibt, die ewig halten, weil sich die

„Richtigen“ gefunden haben. Solche Beziehungen korrigieren immer wieder ihre Schwierigkeiten scheinbar leichter oder auch härter, das ist gut so. Aber ebenso gibt es Beziehungen, die irgendwann einfach zu Ende sind und die Krise wird zum Erfüllungsgehilfen. Oder anders gesagt: Du darfst Dich auch trennen und bist deshalb kein Verlierer ... schließlich ist jeder am Ende selbst für sein Glück verantwortlich und nicht für das seines Partners. Das gilt auch in Krankheitsphasen. Aber wenn Du für Dich einen solchen Schritt in Erwägung ziehst, dann sei ehrlich genug, genau hinzuschauen: Ist es wirklich das Ende der Beziehung oder hast Du Angst vor der Arbeit, die eigentlich auf Dich wartet? Haust Du ab, weil Dich die Krankheit aus eurer Komfortzone geschreckt hat? Nutzt Du die Schwäche Deines Partners, um Dich aus dem Staub zu machen?
Krise ist auch eine Chance, um Versäumtes nachzuholen, an der Liebe in der Beziehung zu arbeiten oder sie neu zu definieren.

Dein Partner hängt am Tropf, macht eine Chemotherapie oder ringt um seine Weiblichkeit. Wie wichtig bist Du jetzt mit Deinen Wünschen?

Das Wort Loyalität ist irgendwie aus der Mode gekommen. Es bedeutet „innere Verbundenheit, Vernunft basiert.“
Eins ist klar – eine ernsthafte Erkrankung, Krebs, Brustkrebs, ist kein Fest der großen Leidenschaft.
Aber es ist eine Zeit, in der Du auch mal zeigen kannst,

was Du als Mensch drauf hast – wie tief Deine Menschlichkeit geht. Loyalität heißt nicht, dass Du Dich verstellen musst.
Loyalität ist authentisch. Und wenn Du überfordert bist, dann sei überfordert. Aber sei Dir dabei bewusst, dass die Grenzen Deines Partners verletzbarer, durchlässiger sind. Reiß Dich zusammen und lass Dich nicht gehen.
Wenn es euch gelingt, eure schwierigen Gefühle so untereinander zu kommunizieren, dass Respekt und Mitgefühl mitschwingen, kann es auch lauter werden. Umso aggressiver ein Partner reagiert, umso mehr kämpft er innerlich – z. B. mit Ohnmacht. Sich diesem Gefühl zu ergeben und lernen, damit still zu sein, bringt Frieden. Manchmal sind wir ohnmächtig. Manchmal hat uns das Schicksal gewaltig am Wickel. Manchmal kann man gar nichts tun, außer es auszuhalten oder besser, damit ganz still zu werden!

Erst denken, dann reden!

Bevor Du schwierige Themen mit Deinem Partner durchgehst, halte ich es für sinnvoll, dass Du diese Themen erst mal mit Dir selbst klärst. Sprich es mit Freunden oder der Familie durch. Schaff Dir ein Feld, was nichts oder wenig mit der Krise und der Krankheit zu tun hat.
Gönn Dir eine Pause.
Geh meditieren, such Dir einen Therapeuten, geh vor La Palma tauchen, mach eine Fahrradtour. Aber sprich es vorher mit Deinem Partner ab, vor allem das „Wann."

Wenn sich Dein Partner ausgeschlossen fühlt, wird es schwierig. Es macht einen großen Unterschied, ob Du eine Pause *für ihn* oder *von ihm* brauchst! Und letztlich gilt: Dinge, die Du *mit* Deinem Partner regeln möchtest, regelst Du nicht allein. Wenn Dein Partner Dich gerade braucht, dann vergiss alles – schließlich geht es um das Existenzielle.

Die Gesellschaft erwartet Wunder von Dir.
Wie gehst Du mit Schuldgefühlen um,
z. B. wenn Du merkst, dass Deine Kraft nicht reicht?

Die bekannte Sterbeforscherin Elisabeth Kübler-Ross sagte einmal: "Ich bin nicht o.k., du bist nicht o.k., und das ist o.k."
Schuld ist in unserer Kultur und Gesellschaft ein gewaltiges Thema, immer wird nach einem Schuldigen gesucht. Schuldige helfen uns nicht weiter. Schuldgefühle sind Vergangenheit. Der Bezug zum Jetzt ist nicht wirklich da. Wir sollten mit offenem Herzen akzeptieren, dass wir unvollkommen sind und Schwächen haben. Jeden Tag aufs Neue. Und das ist vielleicht das große Geschenk, das die Krise euch machen kann – dass ihr angeschossen und verletzt von der Situation lernt, einander wohlwollend zuzuhören und den anderen verstehen zu wollen. Das ist es, was jedes Schuldgefühl zum Auflösen bringen kann:
Ich bin schwach, Du bist schwach,
zusammen sind wir stark!

Eins noch zum Schluss, Mann: Es lohnt sich durchzuhalten!

Ja, es wird hart. Du wirst mit Gefühlen wie Ohnmacht, Verzweiflung, Ausgeliefertsein, Hilflosigkeit, Unverstandensein etc. konfrontiert werden. Vielleicht wirst du auch mit Gefühlen der Zerrissenheit, des Gespaltenseins, der Machtlosigkeit, des Überfordertsein und auch der Sinnlosigkeit Bekanntschaft machen. Und wahrscheinlich wird auch der Punkt kommen, dass du nicht mehr willst oder ans Aufgeben denkst. Das darfst Du natürlich, auch das soll seinen Platz haben. Vielleicht hilft dir die Tatsache, dass Gefühle nicht ewig sind und vorüberziehen. Leben ist einfach: Wenn Du Widerstand leistet, wird es härter. Wenn Du annimmst, was passiert, kannst Du es in Dein Leben in Liebe integrieren.
Und auch noch so große Wut und Aggression, wenn sie kontrolliert, im Sinne von kommuniziert, in den Raum gestellt wird, führt zum Frieden in Deiner Partnerschaft und zu Frieden in Dir.

Ich wünsche Dir, auch wenn Du nicht mehr kannst, dass Du weitermachst. Mach eine Pause, aber mach weiter. Verpass nicht die Möglichkeit, dass ihr beide gestärkt aus der Krise hervorgeht. Dass ihr besser in Beziehung seid als zuvor. Verpass nicht die Möglichkeit, über Dich hinauszuwachsen. Oder wie Melle geschrieben hat – *vom Ei zum Hahn zu werden!*

Ich wünsch Dir viel Kraft,
Roger Genée

Roger Genée, Familientherapeut,
lebt und arbeitet in Berlin-Prenzlauer Berg.
www.paartherapeutischepraxis.de

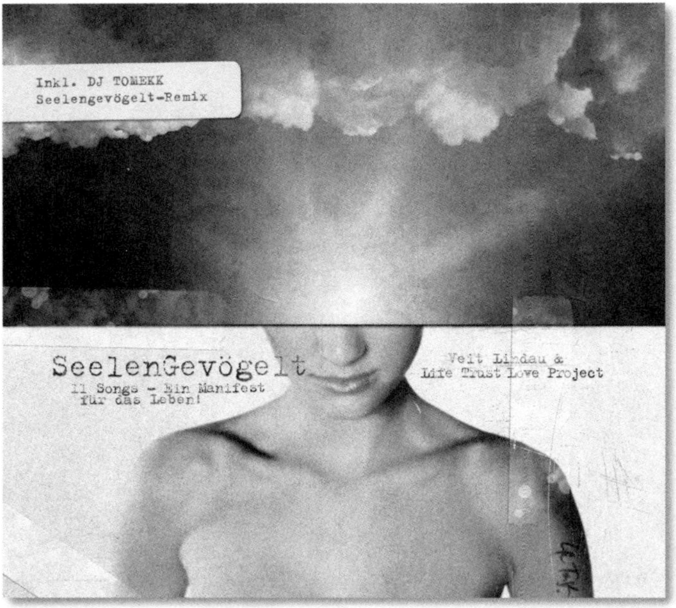

SEELENGEVÖGELT –
Die Musik

In einem besonderen Musikprojekt kamen Veit Lindau, F. Hendrick Melle und der bekannte Komponist und Produzent Dr. Lutz Fahrenkrog-Pe-tersen (Juli, N-Sync, Peaches, Nena, Einstürzende Neubauten) zusammen, um das Bestsellerbuch „SeelenGevögelt“ in Musik zu verwandeln. So ist eine berührende, wilde, sanfte Mischung aus deutschen Pop- und Rockliedern entstanden. Sinn zum Mitsingen, Stillwerden und Feiern.

Erhältlich auf Amazon und iTunes.

LIEBE RADIKAL

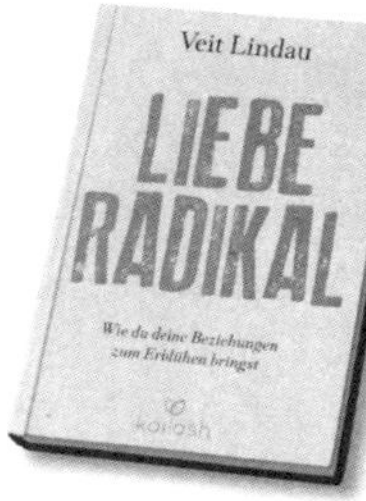

Wie deine Beziehungen erblühen, wenn du dich existentiell einlässt

„Schau dich um. Du bist auf einem mehr als 4,5 Milliarden Jahre alten, winzigen Planeten gelandet. Die Wahrscheinlichkeit, in diesem Universum Leben vorzufinden, ist verschwindend gering. Jede deiner Begegnungen mit einem anderen Menschen grenzt an ein Wunder. Vermassle es nicht."

Die Zerstörung des Mythos Liebe.
Die Neuentdeckung der Liebe.

Veit Lindau „entmystifziert" die Liebe: Wenn wir frei und erfüllt in Beziehungen leben wollen, müssen wir uns von Luftschlössern und Traumprinzen verabschieden. Denn viel zu oft hängen wir Wunschvorstellungen nach, wie unsere Partnerschaft idealerweise sein sollte, anstatt uns existenziell auf den anderen einzulassen. Begriffe wie Dominanz, Eifersucht, Freiheit, Treue, Achtsamkeit und Respekt werden in ein neues Licht gerückt. Veit Lindau lädt anschaulich – anhand persönlicher Erfahrungsgeschichten – und praktisch – mit vielen wirksamen Übungen –, auf den Pfad der radikalen Liebe ein.

Radikal lieben ist eine aktive Wahl. Es ist deine Bereitschaft, dich mit ganzem Herzen und klarem Verstand auf einen anderen Menschen einzulassen und die Beziehung zu ihm in ein lebendiges, stärkendes Feld zu verwandeln.

460 Seiten. 18,99 €.
Erhältlich im Buchhandel und Amazon.

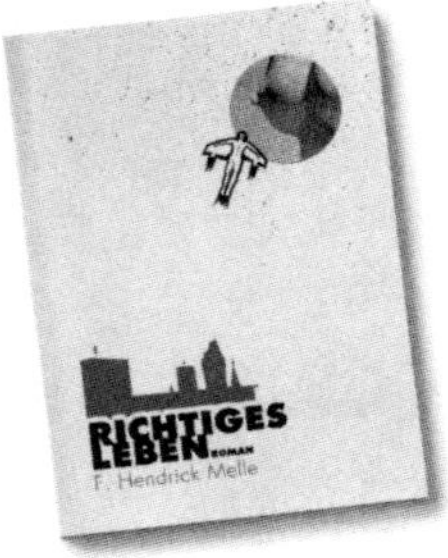

RICHTIGES LEBEN!

Autor:
F. Hendrick Melle

Am Morgen nach einer versoffenen Nacht. Hermann Eisenkolb erwacht mit brummenden Schädel und in einem fremden Sakko. Er findet keinen Hinweis auf den Besitzer, aber versteckt im Futter erstklassisches Koks. Damit beginnt die wilde Jagt durch's Westberlin der späten Achtziger: Mit quietschenden Reifen durch die Nacht, mit Beats aus dem Kassettendeck, von Bar zu Bar. Immer auf der Suche nach dem Abenteuer, der Möglichkeit und der großen Liebe mit den roten Haaren. Das ist richtiges Leben.

F. Hendrick Melle schreibt wie Jan Wolkers, Jörg Fauser und Philippe Djian in einer Person - Goldmann 1991

Jetzt endlich erhältlich als eBook auf Amazon und Itunes.

VEIT LINDAU

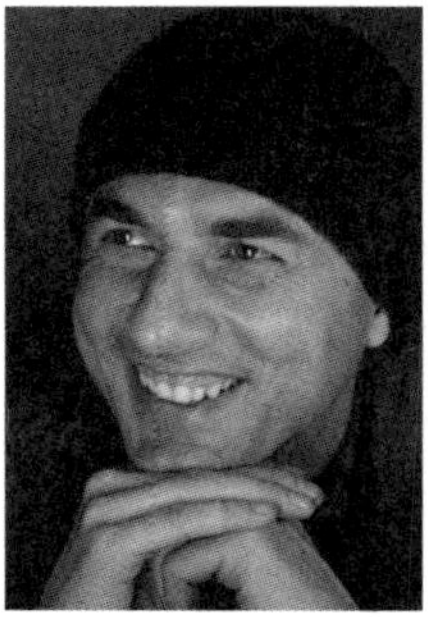

Veit Lindau wirkt als Teacher, Speaker und Autor. Seine Artikel und Bücher sind kompromisslose und gleichzeitig humorvolle Weckrufe. Mit F. Hendrick Melle verbindet ihn eine tiefe Freundschaft und kreative Zusammenarbeit. Das Vorwort zu schreiben war ihm eine Ehre, denn was ihm am meisten am Leben berührt, sind die Momente, in denen sich die Liebe in menschlicher, verletzlicher Form inkarniert.

www.veitlindau.com
www.facebook.com/veitlindau

ROGER GENÉE

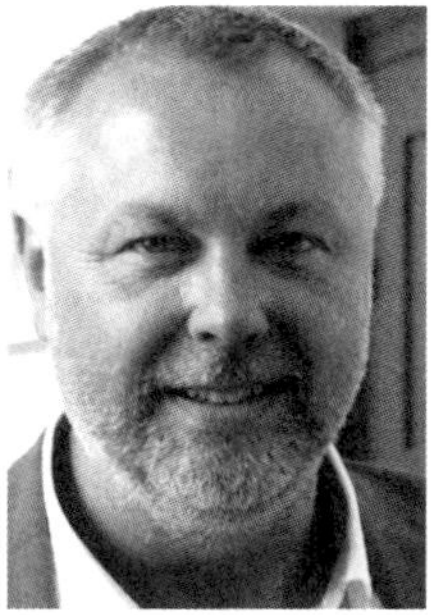

Diplom-Soziologe und Familientherapeut, Studium der Soziologie, Psychologie, Erziehungswissenschaften und Medienwissenschaften an der Philipps-Universität Marburg. Ausbildung zum Systemischen Einzel-, Paar- und Familientherapeuten in Berlin. Arbeitet seid vielen Jahren als Therapeut, u.a. in eigener Praxis, in Berlin. Er lebt in Berlin-Prenzlauer Berg.

www.paartherapeutischepraxis.de